# 临床儿科疾病监护常规

林银花 著

（作者单位：安丘市人民医院）

吉林科学技术出版社

图书在版编目（CIP）数据

临床儿科疾病监护常规 / 林银花著. —— 长春：
吉林科学技术出版社, 2021.6
ISBN 978-7-5578-8099-6

Ⅰ.①临… Ⅱ.①林… Ⅲ.①小儿疾病 - 护理Ⅳ.
①R473.72

中国版本图书馆CIP数据核字(2021)第103149号

**临床儿科疾病监护常规**

| | | |
|---|---|---|
| 著 | | 林银花 |
| 出 版 人 | | 宛 霞 |
| 责任编辑 | | 刘建民 |
| 封面设计 | | 周砚喜 |
| 制 版 | | 山东道克图文快印有限公司 |
| 幅面尺寸 | | 185mm × 260mm |
| 开 本 | | 16 |
| 印 张 | | 11.25 |
| 字 数 | | 230千字 |
| 页 数 | | 180 |
| 印 数 | | 1-1 500册 |
| 版 次 | | 2021年6月第1版 |
| 印 次 | | 2022年5月第2次印刷 |
| 出 版 | | 吉林科学技术出版社 |
| 发 行 | | 吉林科学技术出版社 |
| 地 址 | | 长春市福祉大路5788号 |
| 邮 编 | | 130118 |

发行部传真 / 电话　0431-81629529　81629530　81629531
　　　　　　　　　　81629532　81629533　81629534

储运部电话　0431-86059116
编辑部电话　0431-81629518

印　　刷　保定市铭泰达印刷有限公司

书　　号　ISBN 978-7-5578-8099-6
定　　价　68.00元

# 目　录

**第一章　儿科常见症状与鉴别诊断** ..................................................... 1

　第一节　发热与低体温 ............................................................. 1

　第二节　呼吸困难 ................................................................. 3

　第三节　呼吸暂停 ................................................................. 7

　第四节　发绀 ..................................................................... 9

　第五节　呕吐 .................................................................... 12

　第六节　腹胀 .................................................................... 15

　第七节　肝脾大 .................................................................. 18

　第八节　呕血与便血 .............................................................. 20

　第九节　血尿 .................................................................... 23

　第十节　水肿 .................................................................... 27

　第十一节　惊厥 .................................................................. 29

　第十二节　反应低下 .............................................................. 34

**第二章　心脏疾病** ................................................................ 36

　第一节　动脉导管未闭 ............................................................ 36

　第二节　房间隔缺损 .............................................................. 39

　第三节　室间隔缺损 .............................................................. 41

　第四节　法洛四联症 .............................................................. 44

　第五节　二尖瓣狭窄 .............................................................. 46

　第六节　二尖瓣关闭不全 .......................................................... 49

　第七节　主动脉瓣狭窄 ............................................................ 51

　第八节　主动脉瓣关闭不全 ........................................................ 54

　第九节　冠状动脉粥样硬化性心脏病 ................................................ 57

　第十节　主动脉夹层 .............................................................. 62

**第三章　呼吸系统疾病** ............................................................ 66

　第一节　急性感染性喉炎 .......................................................... 66

　第二节　重症肺炎 ................................................................ 68

　第三节　哮喘持续状态 ............................................................ 75

　第四节　气管异物 ................................................................ 82

第五节　急性呼吸衰竭 ........................................................................ 84

**第四章　肛肠疾病** .............................................................................. 91

第一节　肠套叠 .................................................................................. 91

第二节　肠梗阻 .................................................................................. 94

第三节　先天性巨结肠 ........................................................................ 97

第四节　肛门周围脓肿 ........................................................................ 99

第五节　肠息肉 ................................................................................. 101

第六节　先天性肛门直肠畸形 .............................................................. 103

第七节　肠道异物 ............................................................................. 106

第八节　急性坏死性肠炎 .................................................................... 107

第九节　小肠肿瘤 ............................................................................. 109

第十节　先天性肠旋转不良 ................................................................. 112

第十一节　直肠黏膜脱垂 .................................................................... 114

第十二节　肠损伤 ............................................................................. 116

第十三节　环状胰腺 .......................................................................... 120

第十四节　肠蛔虫症 .......................................................................... 122

**第五章　高危新生儿疾病** ................................................................. 125

第一节　新生儿窒息 .......................................................................... 125

第二节　新生儿产伤 .......................................................................... 127

第三节　新生儿呕吐 .......................................................................... 130

第四节　新生儿红臀 .......................................................................... 131

第五节　新生儿红斑 .......................................................................... 132

**第六章　儿科手术麻醉监护** ............................................................. 134

第一节　解剖学和生理学 .................................................................... 134

第二节　麻醉前访视 .......................................................................... 139

第三节　麻醉前用药和禁食 ................................................................. 140

第四节　手术室内术前准备 ................................................................. 141

第五节　诱导方法 ............................................................................. 145

第六节　气管内插管 .......................................................................... 147

第七节　输液管理 ............................................................................. 149

第八节　麻醉苏醒期和麻醉后处理 ........................................................ 151

第九节　儿科麻醉的特殊问题 .............................................................. 151

第十节 区域麻醉 ........................................................ 154

第十一节 目前儿科麻醉中存在的问题 .................................. 158

第七章 生命体征监测 .................................................... 160

第一节 体温监测 ........................................................ 160

第二节 脉搏监测 ........................................................ 164

第三节 呼吸监测 ........................................................ 167

第四节 血压监测 ........................................................ 170

参考文献 ................................................................ 174

# 第一章　儿科常见症状与鉴别诊断

## 第一节　发热与低体温

### 一、发热

当新生儿腋下体温超过37℃或肛温超过37.8℃时称为发热（fever）。发热是新生儿期常见的症状之一。发热分低热（37.5～38.0℃）、中等度发热（38.1～39℃）、高热（39.1～41℃）和超高热（41.1℃以上）。新生儿对高热耐受力较差，当体温超过 40℃并持续较长时间，不仅可引起惊厥，还可能产生永久性脑损伤，遗留神经系统后遗症。

（一）病因

1. 非感染性发热

（1）保温或衣着过多引起发热。与新生儿汗腺组织发育不完善、散热较差有关。在生后最初2～3天，如果母乳不足、摄入水分少，而环境温度又偏高，则可发生脱水热，表现烦躁、哭闹、皮肤潮红、尿少等。如果冬季衣被捂盖过多，可引起捂热综合征而发生超高热。当降低环境温度，补充水分后，体温可降至正常。

（2）光疗时热输入过多可引起发热。

（3）先天性外胚叶发育不良，因汗腺缺乏，散热障碍，可引起长期发热。

（4）其他原因如惊厥持续状态、窒息、颅脑损伤等影响中枢体温调节功能可引起发热。

2. 感染性发热　因细菌、病毒、真菌、寄生虫、支原体、卡氏囊虫等引起的各种感染均可引起发热，如肺炎、败血症、化脓性脑膜炎、肠炎、脐炎和呼吸道及肠道病毒感染等。

（二）鉴别诊断

测量肛温和周围体温（如指、趾端温度）之差有助于鉴别发热是由环境因素还是疾病所致。疾病引起的发热，周围血管收缩，肢体变冷，增加了肛温与周围体温差，温差常超过1.6℃。

（三）处理原则

降温以物理降温为主。可于头部枕冷水袋或用温水擦浴。擦浴水温33～35℃，部位为前额、腹股沟、腋下及四肢。忌用乙醇擦浴，以防体温骤降。退热药易产生不良反应或引起虚脱，在新生儿期应慎用。

## 二、低体温

新生儿皮肤温度低于35℃时称为低体温（hypothermia）。多因寒冷刺激或疾病影响所致，低体温持续时间较长不仅可引起皮肤硬肿，也可致重要脏器的损伤甚至死亡。

（一）病因

1. 寒冷刺激　是引起新生儿低体温的常见原因。新生儿体温调节有以下特点。

（1）皮肤及皮下隔热的脂肪层菲薄，难以防止散热。

（2）体表面积相对较大，其体表丢失热量估计约为成人的4倍，故易于散热。

（3）新生儿尤其早产儿体温调节中枢发育不完善，当环境温度降低，虽可产生皮肤血管收缩增加体内深部组织的保暖作用，但这种作用有限。

（4）冷应激时无寒战反应以增加产热，仅依靠棕色脂肪代谢。

（5）棕色脂肪及糖原储备少，于冷应激时易于耗竭。因此，新生儿在寒冷刺激下极易出现低体温。

2. 疾病因素的影响　有些因素可影响新生儿体温调节而促使低体温的发生。如围生期窒息、颅脑损伤、败血症、脑膜炎、肺炎、肺透明膜病、坏死性小肠结肠炎、先天性发育异常等均可伴发低体温。另外，在疾病状态下因进食少、热量不足和影响棕色脂肪的分解代谢，进一步促进低体温的发生。

（二）病理生理及临床表现

1. 产热反应　当机体体温在33～35℃时，可通过增加产热达到平衡。如在33℃以下时，通过增加产热已不能弥补散热，需有效加热方可使体温恢复至正常。低于22℃时，机体对环境温度处于无反应状态。

2. 心血管　低体温可引起心血管系统的改变，如心率减慢，心电图出现QRS波时限延长、ST段延长和降低、T波倒置以及微循环障碍，血压下降等。在寒冷刺激的有效反应范围内（约在33℃以上）心率可增快，低于此范围心率减慢。上述改变是因心肌和正常中枢性冲动受抑制，心搏出量减少及周围血管扩张所引起。

3. 呼吸　新生儿受寒冷刺激时，起初呼吸增快，随呼吸中枢受抑制而使呼吸逐渐减慢。当有肺炎、肺出血时，呼吸频率可不减慢。

4. 血液　因血管扩张，血浆外渗，血液浓缩可使血细胞比容增加。另外可出现血小板数减少，常低于$100 \times 10^9$／L以下。其机制为：

（1）低体温时前列腺素生成减少，它是血小板凝聚的强力抑制剂；

（2）分解腺苷二磷酸（adenosine diphosphate，ADP）的酶活性降低，防止血小板凝聚的作用减弱；

（3）低体温时血小板对肾上腺素反应明显减弱，必须在血浆儿茶酚胺升高至较高水平时才可发生第二凝聚波，因而使血小板大量被消耗。低体温时因组织缺氧，可产生代谢性酸中毒和$CO_2$潴留致氧解离曲线偏左，血pH值下降。

5. 肾功能　低体温可使远端肾小管酶活性降低，重吸收能力下降，产生寒冷利尿。随着体温下降，血流变慢，肾小球滤过率降低和肾小管上皮细胞损害，可产生少尿或无尿，发生氮质血症。

6. 神经系统　低体温时反应迟钝，当低于33℃时呈半昏迷状态，瞳孔散大。低于30℃对外界反应消失，低于26℃接近死亡。

7. 消化系统　低体温时反应减弱，吞咽不协调，容易发生呕吐及误吸。因胃肠蠕动减弱，消化液分泌减少可致消化功能不良。

8. 代谢　低体温时机体代谢率降低，体温每下降1℃，代谢率降低5%，此时胰岛素及己糖激酶活性受抑制，使葡萄糖利用减少。体温低于33℃时血糖反而增高，故低体温时是否给予大量葡萄糖的问题尚有争论。

9. 感染　新生儿低体温持续24小时后，多合并感染，如肺炎、化脓性脑膜炎、败血症等，系因低体温致机体免疫功能下降而引起。

（三）处理原则

处理原则主要是复温。宜逐渐复温，通常在12～24小时内将体温恢复正常。常用方法是将新生儿放置在26～28℃暖箱中，每小时提高箱温1℃，直至30～32℃。在复温过程中应注意补充热量，限制液体入量，改善微循环，纠正酸中毒及防止感染。


# 第二节　呼吸困难


新生儿呼吸困难（respiratory distress）是指新生儿出生建立正常呼吸后，由于各种原因引起的呼吸急促或深慢、节律不整、吸气相与呼气相比例失调以及呼吸辅助肌动作明显的表现，如出现鼻翼扇动和三凹征（胸骨上窝、肋间隙、剑突下窝的吸气性凹陷）等。通常将呼吸困难分为吸气性、呼气性及混合性三种。

健康足月新生儿呼吸频率变化较大，安静时40次／分，哭闹时可达80次／分。观察呼吸频率需连续观察数分钟后才可判定，如持续超过60～70次／分，称呼吸增快，通常是呼吸困难的早期症状；然后出现三凹征和鼻翼扇动，表明病情已有进展；随着皮肤颜色变暗，呼吸增快达100～120次／分，出现三凹征、呼气性呻吟、周期性呼吸甚至呼吸暂停，表示病情进一步恶化，已有严重呼吸衰竭。如持续低于15~20次／分，称为呼吸减慢，表示新生儿对神经或化学刺激无反应能力，是严重呼吸衰竭的一个症状，提示病情凶险。

## 一、病因

1. 上呼吸道疾病　鼻后孔闭锁，鼻腔水肿，巨舌畸形，小颌畸形，先天性甲状腺肿，先天性颈部水囊肿，喉蹼，声门下狭窄，血管瘤，声带麻痹，喉软化，气管软化，气管食管瘘，气管狭窄，支气管狭窄。

2. 肺部疾病　是引起新生儿呼吸困难最常见的原因，如胎粪吸入综合征、肺透明膜病、肺不张、气漏、感染性肺炎、肺出血、支气管肺发育不良。

3. 先天性疾病　如肺发育不良、膈疝、胸腔内囊肿或肿瘤、先天性大叶性肺气肿、乳糜胸、食管闭锁。

4. 其他疾病　如充血性心力衰竭、中枢神经系统损伤、酸中毒、低血糖、持续肺动脉高压、初生窒息等。

## 二、诊断

（一）详细询问病史

1. 胎龄、胎盘、脐带、羊水情况及是否有宫内窘迫史。
2. 呼吸困难出现的时间。
3. 母亲孕期健康情况（妊娠并发症、感染性疾病、糖尿病、血液病、慢性心肾疾患等）。

（二）呼吸困难出现的时间及伴随表现

1. 出生后立即出现严重呼吸困难和发绀，提示可能有严重心肺畸形或张力性气胸。
2. 出生后数小时内出现呼吸困难最常见原因是吸入综合征、肺透明膜病或宫内肺炎，进行性加重的呼吸困难是肺透明膜病最主要表现。
3. 在轻度或中度呼吸困难过程中突然出现用原发病不能解释的严重呼吸困难，应考虑并发气胸或大片肺不张。
4. 从喉部发出高调喘鸣音、声音嘶哑或失声，提示有先天喉部病变。
5. 吸气与呼气时均可在咽喉部听到湿性呼噜声，并可见大量泡沫自口内逸出，应考虑食管闭锁。

（三）体格检查

1. 皮肤有无被胎粪黄染和表皮剥脱，是判断过期产儿胎粪吸入的指标之一。
2. 发绀与呼吸困难是否一致，哭闹时减轻或加重，对鉴别肺部疾病和心脏病有帮助。
3. 观察胸廓是否隆起，是否对称，肺部听诊呼吸音强弱，有无啰音。

（四）辅助检查

遇到呼吸困难患儿，应及时摄X线胸片，了解肺部情况。怀疑气胸、膈疝及先天性心脏病者，最好摄立位胸片，明确诊断。怀疑食管闭锁，还可做碘油食管造影，以及做心脏彩超明确心脏情况等。

## 三、鉴别诊断

### （一）吸入综合征

吸入综合征是指围生儿在出生前后吸入羊水、胎粪污染的羊水、血液、产道黏液等物质，而出现缺氧及吸入物阻塞所引起的临床表现，其中最常见和最重要的是吸入胎粪污染的羊水，特点如下：

1. 多见于足月儿或过期产儿。

2. 有宫内窘迫或初生时严重窒息史。

3. 复苏后出现呼吸增快，吸气性三凹征，呼气性呻吟，胸廓明显隆起，肺部可听到啰音。

4. X线胸片可见斑片状或大片状阴影，伴有肺气肿、膈肌低平。

5. 一般病例在24～72小时内病情好转，重症可并发呼吸衰竭或缺氧性脑损伤。

### （二）肺透明膜病

也称呼吸窘迫综合征（respiratory distress syndrome，RDS），特点如下：

1. 早产儿多见，偶可见于足月的糖尿病母亲婴儿，剖宫产儿或重度窒息儿。

2. 多数在生后6小时内出现呼吸困难并进行性加重，三凹征、呻吟及发绀严重，24～48小时发展至顶峰，随病情进展出现发绀甚至苍白。肺叩诊浊音，听诊呼吸音减弱。

3. X线胸片可见典型的细颗粒网状阴影，常伴有支气管充气征，重症病例心脏及横膈轮廓不清，最严重者可呈"白肺"，无气肿表现。

### （三）湿肺

因肺液吸收延迟、积聚，影响肺部气体交换而导致的暂时性呼吸困难，特点如下：

1. 多见于足月剖宫产儿。

2. 多无窒息史，于生后2～5小时出现呼吸急促、口周发绀，反应尚好；重症发绀、三凹征、呻吟明显，肺部呼吸音减低或出现粗湿啰音，反应差。

3. X线胸片可见肺泡积液征、间质积液、叶间胸膜和胸膜腔少量积液、肺气肿等。

4. 虽X线表现明显，但恢复迅速，症状多在24小时左右消失，呈自限性。

（四）宫内肺炎

因宫内感染或产时感染所致，特点如下：

1. 有孕母患感染性疾病，羊膜早破，滞产，经产道反复检查等情况。

2. 生后多有窒息。

3. 复苏后即有呼吸浅促、呼吸困难，在生后2～3天内逐渐加重。

4. X线胸片可见不对称的斑点状或小片状阴影，伴有代偿性肺气肿，此点可与肺透明膜病相鉴别。

5. 另外可见末梢血白细胞增多（或减少），核左移，血小板数降低等感染征象。

（五）气漏

系由多种原因所致的气胸及纵隔气肿，特点如下：

1. 多见于经插管、复苏、胎粪吸入、肺炎或肺透明膜病应用呼吸器治疗过程中。

2. 气胸轻者可无症状，典型者可突发呼吸困难、发绀、心脏移位、患侧胸廓隆起、呼吸音减弱等。

3. 纵隔气肿轻者仅在透视下发现，重者可在颈部及上胸部出现皮下气肿，有心包内积气时心音明显减弱。

4. 直接穿刺放气，兼有诊断及治疗作用。

5. 胸部X线摄片可作为确诊依据。

（六）膈疝

特点如下：

1. 主要症状为呼吸困难及发绀，巨大膈疝在出生后即可出现呼吸困难。

2. 整个胸廓或一侧隆起，肺部呼吸运动减弱，呼吸音消失，腹部平坦或凹陷，如在胸部闻及肠鸣音则更有诊断意义。

3. 因左侧膈疝多见（80%以上），纵隔右移，有时易误诊为右位心。

4. 诊断依据为X线胸腹平片，胸腔内可见充气的肠影或胃泡影，肺不张，腹部充气减少或缺如。

（七）食管闭锁及食管气管瘘

特点如下：

1. 孕母有羊水过多病史（超过2000mL）。

2. 生后不久即出现呼吸困难，同时有大量泡沫及黏液从口鼻溢出，进食后频繁呕吐、呛咳，易并发吸入性肺炎。

3. 下胃管后拍立位胸片于食管盲端可见胃管折返即可诊断，或可用碘油食管造影明确诊断，禁用钡剂。

（八）肺出血

特点如下：

1. 多见于早产儿呼吸窘迫综合征、硬肿症、重症肺炎、败血症，常是临终时表现，病死率高。

2. 临床表现为呼吸困难，发绀，肺部啰音突然增多，口鼻流出血性分泌物。

3. X线胸片可见有弥散性斑片状或团块状阴影，与肺炎不易鉴别，但出血停止后，肺部阴影很快消退，吸收较快，故应做连续动态X线胸片观察。

### 四、处理原则

应尽早祛除病因，如清除呼吸道梗阻，治疗肺部病变，纠正各种代谢紊乱，保持正常的通气、换气功能，防止发生肺出血。一旦发生肺出血，应及早应用机械通气治疗。

# 第三节 呼吸暂停

呼吸暂停是指呼吸停止时间≥20秒，并伴有发绀和心率减慢（≤100次／分）。常见于早产儿，随胎龄的降低其发病率逐渐升高。随生后日龄增加，呼吸暂停次数逐渐减少，一般持续至胎龄35～36周；凡胎龄<28周出生者，则会一直持续到胎龄39～40周。如呼吸暂停发生在近足月儿或足月儿，则提示有原发病史。

婴儿在呼吸停顿5～10秒后又出现呼吸，并未出现发绀，称为周期性呼吸。周期性呼吸是良性的，不引起组织缺氧；而呼吸暂停是一种严重现象，如不及时处理，长期缺氧可引起脑损伤。

1小时内反复发作2～3次以上呼吸暂停，称为反复发作性呼吸暂停，提示预后不良。

### 一、病因及分类

（一）原发性呼吸暂停

1. 见于早产儿，尤其是胎龄<33周的小早产儿。原因是早产儿呼吸中枢发育不完善，常有呼吸调节障碍。

2. 常在生后2～3天内发病，如生后立即出现或既往情况良好而2周后出现呼吸暂停者提示其他严重疾病。

3. 分为三种类型：中枢性、阻塞性和混合性。

（1）中枢性呼吸暂停占10%～25%，由化学感受器传入冲动减少、呼吸中枢对呼吸肌的刺激减弱所引起。

（2）阻塞性呼吸暂停占10%～20%，梗阻部位常在上咽部，可由于吸气时的气道负压造成咽腔塌陷、舌与上气道肌肉间运动不协调所致。

（3）混合性呼吸暂停最常见，占50%～70%，既有脑干呼吸中枢发育不完善又有梗阻因素存在。

4. 任何细微外界干扰均可影响呼吸调节，导致呼吸暂停。

（1）体温过高或过低；

（2）颈部向前弯或气管受压；

（3）胃食管反流甚至少量奶汁反流。

（二）继发性呼吸暂停

新生儿期许多疾病可引起继发性呼吸暂停。

1. 低氧血症　见于许多心肺疾病如肺炎、肺透明膜病、胎粪吸入综合征、肺发育不良、气道梗阻、某些先天性心脏病、心力衰竭以及贫血、红细胞增多症等。

2. 感染性疾病　如败血症、化脓性脑膜炎、坏死性小肠结肠炎等。

3. 中枢神经系统疾病　缺氧缺血性脑病、颅内出血、脑发育异常及惊厥等，不必要的过度通气引起的呼吸性碱中毒，也可影响呼吸中枢敏感性。

4. 代谢紊乱　如低血糖、电解质紊乱、先天性代谢病、低体温、环境温度过高或过低。

5. 药物　母亲用大量麻醉止痛药，或婴儿用镇静止痉药过多。

6. 胃肠道疾病　腹胀、胃食管反流、肠梗阻、肠穿孔等。

（三）脑性呼吸暂停

通常见于中枢神经系统疾病如颅内出血，缺氧缺血性脑病早期，此时呼吸暂停是惊厥的一种表现形式。脑性呼吸暂停常同时伴有其他轻微发作型惊厥的表现，或伴有肢体强直性惊厥。早产儿脑室内出血时，呼吸暂停往往是唯一症状。

**二、处理原则**

1. 患儿发生呼吸暂停，均应监护呼吸频率和心率，有条件时使用有呼吸暂停报警的新生儿监护仪。

2. 加强保温，使患儿体温维持在36℃左右；保持颈部伸直位，避免任何物品压迫气管部位；及时清理呼吸道；小心喂养，防止胃内容物反流。

3. 积极治疗原发病，去除各种可能引起呼吸暂停的诱因如低血糖、低氧血症、酸中毒、贫血、感染等。

4. 发生呼吸暂停时，可先用物理刺激促使呼吸恢复，如拍打足底，摇动胸部等。

5. 若呼吸暂停仍不能控制，可用药物兴奋中枢。

（1）氨茶碱：首次剂量为5mg／kg，20分钟内静脉滴入。12小时后给予维持量，2.5mg／kg，每隔12小时静脉滴注或灌肠一次。一般有效血药浓度为7～12μg／ml，如血药浓度>15μg／ml，常发生中毒反应，表现为心动过速、易激惹、腹胀、喂养不耐受等。血药浓度过高，甚至会发生惊厥。

（2）纳洛酮：在氨茶碱疗效欠佳时，可使用纳洛酮，与葡萄糖溶液稀释后以0.5μg／（kg·min）的速度持续静脉泵入，12～18h／d。

（3）多沙普仑：当上述药物，无效时可试用，负荷量2～3mg／kg，继之以0.5～1.5mg／（kg·h）持续静脉泵入，最大量2.5mg／（kg·h），当呼吸暂停得到控制后逐渐减量。不良反应包括：高血压、心动过速、激惹、腹胀、呕吐、血糖升高和惊厥。药物治疗一般延续到胎龄34～36周、无呼吸暂停5～7天之后。

6. 频繁反复发作呼吸暂停，或经上述药物治疗无效者，可使用鼻塞持续气道正压通气（continuous positive airway pressure，CPAP）治疗，压力为0.294～0.392kPa（3～4cmH$_2$O），氧浓度21%～40%。如鼻塞CPAP和药物治疗均无效，可气管内插管用呼吸器治疗。

# 第四节　发绀

发绀（cyanosis）是指皮肤和黏膜出现的青紫颜色，为新生儿期常见的症状之一。多因心肺疾患所致，也见于中枢神经系统损伤及某些血液病。

## 一、病理生理

发绀是由毛细血管血液中还原血红蛋白增多或变性血红蛋白增加超过一定水平所致。常见于皮肤较薄、色素较少和毛细血管丰富的部位，如口、唇及其周围，口腔黏膜、眼结膜、甲床、鼻尖及耳垂等处。

检查新生儿有无发绀应在日光下进行。口唇和口腔黏膜是反映有无发绀最可靠最敏感的部位。口腔黏膜发绀出现最早，当还原血红蛋白达30g／L（3g／dL）时便已呈青紫色；其他部位肉眼看到青紫时还原血红蛋白已达50g／L以上。

另外，新生儿还具有如下特点：

（1）新生儿血液内有较高浓度的胎儿血红蛋白，与氧的亲和力较高，故新生儿出现发绀时的PaO$_2$较成人为低。

（2）在新生儿期血红蛋白浓度变化较大，可能出现各种原因所致的贫血，也可发生红细胞增多症；当红细胞增多时，还原血红蛋白需达较高水平时方可出现发绀，而在重症贫血时，氧合血红蛋白降至很低水平时方可见发绀。

动脉血气分析$PaO_2$在5.3kPa（40mmHg）以下为确诊发绀的指标。

## 二、病因分类

### （一）生理性原因

正常新生儿在生后5分钟内有时可见发绀，系因动脉导管与卵圆孔未闭，仍保持右向左分流，肺尚未完全扩张，肺换气功能不完善，以及周围皮肤血流灌注不良所致。5分钟后，循环系统的改变已完成，发绀消失。新生儿用力、长时间哭闹或在寒冷环境中也可呈现暂时性轻度发绀，经保暖或啼哭停止后即消失。面先露分娩的婴儿在头面部因挤压可使局部皮肤及口唇出现青紫。另外局部发绀应与皮肤色素沉着相鉴别。

### （二）病理性原因

1. 中心性发绀　因心肺疾病使动脉$SaO_2$和$PaO_2$降低所致，分为肺源性和心源性两种。

（1）肺源性发绀：由于肺部换气不足所致，如新生儿肺透明膜病、新生儿窒息、肺不张、肺炎、肺气肿、气胸、先天性膈疝、先天性肺动静脉瘘、持续胎儿循环、呼吸道先天畸形（如Pierre-Robin综合征）、鼻后孔阻塞等。

（2）心源性发绀：因心脏混血所致，常见于由右至左分流的先天性心脏病，多于生后即有发绀，如法洛四联症、大血管移位、左心发育不良综合征、肺静脉异位回流、三尖瓣闭锁、总动脉干和严重的肺动脉狭窄等。

2. 周围性发绀　是因血液通过周围循环毛细血管时，血流速度缓慢、淤滞，组织耗氧量增加，导致局部还原血红蛋白量增多，但$SaO_2$和$PaO_2$正常。

（1）全身性疾病：心力衰竭时体循环血流速度减慢，血液淤滞度增加；休克时心搏出量减低，周围循环供血减少，毛细血管内血液淤滞；红细胞增多症时血液黏稠度增加；新生儿硬肿症低体温时血液浓缩，心搏出量减少等。

（2）局部血流障碍：寒冷刺激或分娩时先露部位受压，局部组织动脉供血不足，静脉反流受阻，肢体远端或先露的面部、臀部均可出现发绀。

3. 其他　异常血红蛋白增多和其他系统疾病所致的发绀。异常血红蛋白增多见于遗传性高铁血红蛋白血症、后天性高铁血红蛋白血症、M-血红蛋白血症等。其他系统疾病如中枢神经系统疾病所致呼吸中枢衰竭，低血糖、低血钙引起的继发性呼吸暂停所致的发绀等。

## 三、鉴别诊断

发绀应立即查找原因并鉴别是属于心源性、肺源性还是由其他原因所致。应根据临床表现、X线检查、血气分析、心电图和超声心动图及其他必要的检查进行鉴别并确定诊断。

（一）鉴别中心性发绀和周围性发绀

中心性发绀具有相应的心肺体征，发绀较重，血气分析$SaO_2$和$PaO_2$降低。周围性发绀较轻，多局限于四肢末梢及受压部位，血气分析$SaO_2$和$PaO_2$正常，经保暖或改善微循环后发绀可消失。

（二）鉴别心源性与肺源性发绀

一般情况，如发绀伴明显呼吸困难、肺部湿啰音等肺部体征，多为肺部病变；如发绀与呼吸困难不平行或有心脏杂音、心力衰竭、心界扩大，多为先天性心脏病。给予100％纯氧吸入10分钟左右，发绀减轻或消失，$PaO_2$明显升高者提示为肺源性；如发绀无改善，$PaO_2$改变不明显，提示为心源性发绀。但亦有特殊情况。

（1）某些肺部疾病如肺透明膜病病程中常出现卵圆孔或肺内的右至左分流，其发绀不能因吸入纯氧而改善。

（2）某些先天性心脏病如大血管异位，因吸100％纯氧可降低肺血管阻力，使经卵圆孔或动脉导管的分流增加，发绀因而减轻。心源性发绀与肺源性发绀鉴别更要依据病史，心、肺的各种体征，胸X线片、超声心动图等辅助检查。

当发绀是由右至左分流引起时，用静脉注射妥拉苏林或酚妥拉明，扩张肺血管，降低肺动脉压力（0.5～1.0mg／次，经头皮静脉在20分钟内注入）的方法可鉴别右至左分流是心源性还是肺源性。如注射后肺血管阻力降低，$PaO_2$明显升高，发绀减轻或消失，提示心脏结构正常，右至左分流是因肺部病变或肺血管病变引起。一般认为，吸入纯氧后如$PaO_2$至33.25 kPa（250mmHg）以上，可排除任何原因引起的右至左分流。

（三）异常血红蛋白血症引起的发绀

有发绀但不伴有呼吸困难或心脏体征者考虑为高铁血红蛋白血症。新生儿血液中含有较多的胎儿血红蛋白，易发生高铁血红蛋白血症，当其浓度>15g／L时，皮肤、黏膜可出现发绀，此时血液呈暗褐色，在空气中摇混15分钟颜色不变红，据此可与其他原因引起的中心性发绀相区别。新生儿期主要是遗传或酶的缺陷所引起。

## 四、治疗原则

新生儿一旦出现发绀应及早吸氧治疗，维持$PaO_2$在6.65kPa（50mmHg）以上，同时进行病因治疗。周围性发绀应注意保温，用强心、利尿和血管活性药物；中心性发绀待确诊为心源性或肺源性后，给予不同治疗。持续肺高压可用血管扩张药和机械通气，高铁血红蛋白血症可用亚甲蓝每次1～2mg／kg加入10％葡萄糖10ml中静脉推注，或用维生素C 0.5g加入10％葡萄糖20ml中静脉推注。

# 第五节　呕吐

呕吐（vomiting）是新生儿时期常见症状，大部分由内科性疾病引起。外科性疾病引起的呕吐虽是一小部分，但必须及时诊断才不致延误手术时机。

## 一、病因及临床特点

### （一）内科性疾病引起的呕吐

1. 溢乳　由于新生儿食管的弹力组织及肌肉组织发育不全所致，不伴腹部肌肉强烈收缩，溢出时冲力不大，不属于真正的呕吐，不影响生长发育，见于喂养不当、食管闭锁、胃食管反流等。随着年龄的增长，于生后4~6个月内消失。

2. 喂养不当　约占新生儿呕吐的1/4，主要由于哺喂不定时、哺乳量过多或不足、配方奶配制浓度及温度不适宜、喂奶前剧哭吞入过多空气、奶头孔过小或奶头未充盈奶汁、哺喂后即平卧或过多、过早翻动新生儿等不良喂养史。母亲乳头下陷、乳头过大或过小均可引起呕吐。改进喂养方法即可防止呕吐。

3. 咽下综合征　约占新生儿呕吐的1/6，主要由于分娩过程中，尤其有宫内窘迫时吞咽污染的羊水或母血刺激胃黏膜所致。特点为：

（1）多有宫内窘迫或出生窒息史；

（2）可在生后尚未进食即出现呕吐，开奶后加重；

（3）呕吐物为泡沫样黏液或咖啡色液体；

（4）经1~2天，将吞入液体吐净后呕吐即可终止，严重者可于洗胃后停止。

4. 感染性疾病　新生儿腹泻常伴呕吐，多为胃内容物，也可有胆汁。控制感染、补液后呕吐大多消失。消化道外感染如上呼吸道感染、肺炎、化脓性脑膜炎、先天性肾盂积水伴肾盂肾炎等也都可引起呕吐，呕吐轻重不等，呕吐物不含胆汁。治疗原发病后呕吐缓解。

5. 颅内压增高　如脑膜炎、脑积水、颅内出血（尤其硬脑膜下出血）、缺氧缺血性脑病等所致的颅内压增高。呕吐呈喷射性，同时有神志改变、抽搐、尖叫、前囟张力增高、颅缝增宽或裂开、原始神经反射异常等神经系统症状体征。颅内高压缓解后呕吐停止。

6. 贲门-食管松弛症　与食管神经肌肉发育不全有关，有时与食管裂孔疝并存，或合并反流性食管炎和/或食管溃疡。特点为：

（1）常表现为溢乳，重者也可为喷射性呕吐。

（2）呕吐物不带胆汁，如并发反流性食管炎，呕吐物可带有鲜血或咖啡样物。

（3）24小时食管pH值监测是诊断为食管反流的最可靠、最敏感的方法，pH值<4所占时间超过总时间10%以上提示有病理性反流存在；碘油造影透视下可见碘油反流至食管。

（4）采取半卧及右侧卧位后即停止呕吐，生后1～2个月可痊愈。

7. 幽门痉挛　由于幽门括约肌阵发性痉挛所致。特点为：

（1）呕吐多在生后1周内开始，常为间歇性，呈喷射性，呕吐物不含胆汁；

（2）无明显腹胀，胃型及蠕动波均较少见；

（3）试用阿托品治疗，症状缓解者支持本病诊断。

8. 胎粪性便秘　多与胎粪排出延迟有关。特点为：

（1）常发生于早产儿、母亲产前用过麻醉剂或硫酸镁的新生儿，或有呼吸窘迫、颅脑损伤、败血症、甲状腺功能减退症、巨结肠等病的新生儿；

（2）呕吐物呈褐绿色或褐黄色粪便状物，生后数日排便极少，或胎便排出时间延长，常伴有腹胀，并可触及粪块；

（3）肛查或生理盐水灌肠排便后呕吐停止。

9. 遗传代谢病　多为顽固性呕吐，常伴其他症状，如氨基酸代谢障碍者可有精神症状、酸中毒、生长发育障碍、尿有特殊气味等；糖代谢障碍者可有腹胀、黄疸、肝大或白内障等；肾上腺皮质增生可有性征异常、色素沉着、失水等，并可有肾上腺危象。

（二）外科性疾病引起的呕吐

1. 食管闭锁

（1）出生时有羊水过多史；

（2）出生后即出现过多的流涎吐沫，或唾液积聚在咽部滚滚作响，喂乳后即呕吐，甚至发生吸入性肺炎；

（3）下胃管受阻而由口腔或鼻腔反出，应高度怀疑；

（4）碘油造影可明确诊断。

2. 幽门肥厚性狭窄

（1）出生后2～3周方出现呕吐，呈喷射状，呕吐物不含胆汁，量多；

（2）右上腹可能触及坚硬活动的橄榄样肿块；

（3）稀钡餐检查可见胃扩大，胃排空时间延长，若见到鸟嘴状的幽门管入口及延长而狭窄的幽门管，即可确诊。

3. 胃旋转　因为新生儿胃韧带松弛，胃呈水平位，故易发生胃扭转而呕吐。特点为：

（1）多于生后1～3天发病；

（2）进食后即刻发生呕吐，呕吐物为奶，可伴轻度腹胀，但无明显蠕动波；

（3）钡餐造影见胃大弯位于胃小弯之上、有双胃泡双液面，可明确诊断。

4. 膈疝　食管裂孔疝以呕吐或呕血为主要症状，有呼吸困难、发绀表现，钡餐造影可明确诊断。

5. 肠梗阻

（1）梗阻部位越高，呕吐出现越早，呕吐物多含有胆汁；

（2）多伴有腹胀，梗阻部位越低，腹胀越明显；

（3）立位腹平片有助于明确梗阻部位，并根据肠道有无气体决定梗阻类型。

6. 先天性巨结肠

（1）先有胎便排出延迟、腹胀，而后出现呕吐；

（2）肛检或灌肠后有大量气体及胎便排出，腹胀减轻，呕吐缓解；

（3）钡剂灌肠常能明确诊断。

## 二、诊断

根据下列几点作出初步诊断。

### （一）详细询问病史

1. 生产史中羊水过多常提示消化道闭锁。

2. 从喂养史可了解喂养是否恰当。

3. 从呕吐开始时间可区别肠道闭锁或幽门肥厚性狭窄。

4. 呕吐方式如喷射状可能为先天性消化道畸形，溢乳则可能为贲门松弛。

5. 从呕吐物性质可帮助诊断梗阻部位，如只有黏液和唾液提示梗阻在食管，有乳汁或乳块提示梗阻在幽门或在十二指肠壶腹以上，呕吐物含胆汁表明梗阻在壶腹以下，如含粪质说明梗阻在小肠下部或在结肠。

6. 了解伴发疾病和呕吐的关系，如肺炎、肾盂肾炎等都可发生呕吐。

### （二）体格检查

1. 检查腹胀的部位、程度、胃型和肠型，对诊断梗阻的部位有帮助。幽门和十二指肠梗阻时腹胀仅限于上腹部，可看到胃型。梗阻部位越低腹胀越广泛，且可见肠型。

2. 幽门肥厚性狭窄时，在近脐部右上方可扪到橄榄大小硬块。肾盂积水可在一侧腰部扪及一软而大的块状物。

3. 身体其他部位的检查如有感染病灶，则呕吐可能是感染性疾病时的一个症状。

4. 肛门指检对诊断肛门狭窄、先天性巨结肠、胎粪性便秘有重要意义。

5. 诊断脱水、酸中毒程度对液体治疗有关。

### （三）X线检查

直立位腹部平片可提示完全性梗阻的部位。对不完全性梗阻则需进一步用碘剂或钡餐检查，早产儿和体弱儿则以用碘剂为妥，因为发生呕吐和吸入时影响较少。疑有幽门肥厚性狭窄可作稀释钡剂检查以证实，诊断巨结肠可做钡剂灌肠。

（四）特殊检查

如对肾上腺皮质增生症可做尿17-酮类固醇测定，硬脑膜下出血可做硬膜下穿刺等。

## 三、治疗

（一）明确诊断，治疗基本病因

喂养不当者，指导合理喂养；羊水吞入引起呕吐可用生理盐水或1%$NaHCO_3$洗胃；幽门痉挛可在喂奶前10～15分钟服1∶1000阿托品1滴，每天增加1滴至面红为止，持续一段时间；胃食管反流可体位治疗并服用多潘立酮（吗丁啉）每次0.2mg／kg，或西沙比利每次0.2mg／kg，奶前20分钟口服，一天2～3次。胃肠道先天畸形应及早手术治疗。

（二）对症治疗

1. 内科性疾病引起呕吐者一般宜采取上半身抬高、右侧卧位，以防呕吐物呛入引起窒息或吸入性肺炎。

2. 外科性疾病引起呕吐者应禁食；腹胀明显应做胃肠减压。巨结肠患儿做结肠灌洗，一般不必禁食。

3. 纠正水电解质紊乱，供给适当热能。


# 第六节　腹胀


正常进入消化道或在消化过程中产生的气体，通过肠道吸收或肛门排出体外。如进入消化道或产生的气体增多，吸收或排出的气体减少，就会使胃肠道内明显胀气而发生腹胀（abdominal distention）。腹胀为新生儿期常见症状之一。严重腹胀可使膈肌活动受限，肺活量减少，胸腹腔内血循环受到障碍，而使疾病的病理生理过程加重。

## 一、病因及临床特点

（一）生理性腹胀

新生儿以腹式呼吸为主，生后咽入的气体迅速进入胃肠道，且消化道产气较多，肠腔经常处于充气状态，加之腹壁较薄，腹肌不发达，故在正常情况下腹部即呈轻度均匀的膨胀状态，在喂奶后尤为明显。如无其他症状和体征则不影响生长发育，称之为生理性腹胀。

（二）病理性腹胀

病理性腹胀主要为胃肠道内胀气、腹腔积液、腹内肿瘤或囊肿、腹腔内器官增大及腹壁异常原因所致。

1. 因喂养方式不当或哭闹加重致吞咽大量气体而使胃肠道内气体明显增多或因肠内异常发酵产生大量气体。另外因药物引起肠蠕动减弱致气体积存于胃肠道。

2. 机械性或麻痹性肠梗阻

此时肠内容物及气体不能排出体外引起明显腹胀及一系列临床表现。

（1）机械性肠梗阻：患儿表现有较规律的阵发性哭叫，呕吐、腹胀、无粪便及气体排出，腹部可见肠型，肠蠕动明显，肠鸣音增强或有气过水声，病变局部有明显压痛和／或包块，腹部X线平片可见肠内液平面，晚期可出现麻痹性肠梗阻。包括不完全性和完全性肠梗阻。不完全性肠梗阻见于胎粪黏稠性肠梗阻、便秘、先天性巨结肠或糖尿病母亲所生的小左结肠综合征的新生儿。症状较轻，常有少量排气或排便。行胃肠减压、清洁灌肠或肛管排气后，腹胀可缓解或痊愈。完全性肠梗阻见于胎粪性腹膜炎、环形胰腺、肠道的先天性狭窄或闭锁、重复小肠、肠扭转不良、肛门闭锁、嵌顿疝等。症状较重，需外科治疗。

（2）麻痹性肠梗阻：常为各种严重疾病晚期的并发症，临床表现为腹部弥漫性膨隆，肠型轮廓不清或有粗大而松弛的肠管形，腹壁可有轻度水肿，晚期腹壁可呈紫蓝色，肠鸣音明显减弱或消失。常见病因有感染性，多见于重症肺炎、败血症、化脓性脑膜炎、坏死性小肠结肠炎及急腹症的晚期；低氧血症，如颅内出血、呼吸窘迫综合征、窒息及各种原因所致的呼吸循环衰竭；水、电解质紊乱，主要为低钾血症及低镁血症所引起的肠麻痹，有时高钾血症及高镁症也可发生；此外，也可因肝、肾功能衰竭所致的代谢紊乱而引起。

3. 腹腔积液　可引起腹部膨隆，腹腔积液多时可呈蛙腹但并不属于真正的腹胀，非因肠道内积气所引起。腹部叩诊可有移动性浊音，X线腹部透视可见均匀性透过度降低。

（1）渗出性腹腔积液：见于各种感染性疾病，如因各种原因的胃肠道穿孔所致的弥漫性腹膜炎、败血症、脐炎及肠炎等。腹腔积液常规检查具有高渗出液的特点，涂片染色检查常可找到病原微生物。

（2）漏出性腹腔积液：腹腔积液外观清晰或微黄，具有漏出液特点，涂片检查找不到细菌。常见于新生儿溶血病、先天性肾病综合征、尿路梗阻、低蛋白血症、严重充血性心力衰竭等。门静脉、肝静脉、脾静脉或肾静脉血栓形成时，也可发生漏出性腹腔积液。

（3）血性腹腔积液：可因全身性出血、凝血性疾病或因产伤所致肝、脾等内脏破裂等原因而引起。

（4）乳糜性腹腔积液：可因新生儿胸导管梗阻所致，临床极少见。

4. 气腹　主要由于消化道穿孔所致，少数则由气胸时气体经纵隔障而进入腹腔所致。患儿可突然出现病情恶化，面色苍白或发绀，呼吸困难，烦躁或嗜睡，心率加快或减慢。X线检查可见腹腔膈下游离气体。

## 二、诊断与鉴别诊断

除详细询问病史外，应结合症状、体格检查、辅助检查和特殊检查分析进行鉴别。

### （一）注意分析其特点

分析腹胀发生的时间、严重程度及发生梗阻的部位。如生后即发生腹胀、进食后加重，多为消化道先天畸形；先天性肥厚性幽门狭窄多于生后2~3周时发生。完全性梗阻症状重，而功能性则较轻。

### （二）伴发症状

1. 呕吐　根据呕吐的程度及呕吐物的性质可判断消化道梗阻的部位的高低。如呕吐物中有胆汁或粪便样物质，说明梗阻部位在下消化道。

2. 发热　重症感染性疾病及急腹症晚期合并感染所致的腹胀多伴有发热。

3. 大便变化　如生后无胎便排出及排便时间延迟，应考虑有消化道梗阻，肛门闭锁；排出黏液血性便应考虑肠套叠、肠炎、坏死性小肠结肠炎等。

4. 其他症状　如面色苍白、烦躁不安、拒乳、水肿、发绀、惊厥等。

### （三）体格检查

注意腹胀程度，腹壁有无水肿、红肿、静脉怒张、肠型、腹肌紧张；腹部是否有包块，肝浊音界是否消失，肠鸣音减弱或消失以及移动性浊音等。

### （四）辅助检查

除一般常规检查外，腹部X线摄片对诊断胃肠穿孔和梗阻及胎粪性腹膜炎的诊断有较大价值。消化道钡剂及碘油造影对诊断消化道畸形有意义。另外腹部B超检查可协助诊断腹腔积液，腹腔脏器的肿大、肿瘤或囊肿等。

## 三、处理原则

根据临床表现及辅助检查确定。如属内科疾病引起者可采取积极的非手术疗法，如系外科疾病所致应迅速采取外科疗法及手术治疗。另外可采取对症治疗措施如肛管排气、胃肠减压、清洁灌肠，应用增强肠蠕动的药物，另外如抽放腹腔积液、排出腹腔内游离气体等。

# 第七节　肝脾大

肝脾大（hepatomegaly）在新生儿并不少见，除肝脏疾病本身以外，许多非肝脏疾病也可引起肝脏增大。临床遇到新生儿肝脏肿大应尽快查找原因，区别是良性自限性疾病，或是恶性病变。肝脏增大的病理改变有充血、库普弗细胞增生、脂肪浸润、炎性反应、某些物质沉积和肝内肿瘤等。脾脏增大最常见的病理改变是淋巴组织增生和脾静脉窦充血。

## 一、病因

### （一）临床是否常见

新生儿肝脾大最常见的病因是感染和溶血。新生儿败血症和新生儿肝炎可使肝脾均肿大。新生儿血型不合溶血病是新生儿期最常见的溶血性疾病，其次是G-6-PD酶缺陷、遗传性球形红细胞增多症、珠蛋白生成障碍性贫血（地中海贫血）和镰状细胞贫血。其他可引起脾大的疾病，如大理石骨病、戈谢病、黏多糖病等均少见。

新生儿肝脾大的原因很多，按临床是否常见，排列顺序如下：

1. 感染性　如由各种细菌感染引起的败血症，宫内或产时感染引起的新生儿肝炎，原虫感染的弓形虫病等。引起新生儿肝炎的病毒较常见的有乙型肝炎病毒、巨细胞病毒、风疹病毒和带状疱疹病毒等。

2. 血液病　如新生儿母婴血型不合溶血病、遗传性球形红细胞增多症、珠蛋白生成障碍性贫血等。

3. 心脏病　肝脏增大由充血性心力衰竭引起，可见于窒息后缺氧缺血性心肌损害，也可见于各种先天性心脏病如大型室间隔缺损、大血管移位、左心室发育不良和主动脉狭窄等。

4. 胆道疾病　主要为先天性胆道畸形。

5. 遗传代谢性疾病　如糖原贮积症、半乳糖血症、高脂血症和类脂质贮积症等。

6. 细胞增生和肿瘤　如先天性白血病、恶性组织细胞增生症、淋巴网状细胞肉瘤、肝脏囊肿与肝脏肿瘤等。

### （二）是否伴有黄疸

新生儿肝脏肿大的病因按是否伴有黄疸分为两大类。伴有黄疸的有新生儿肝炎、新生儿溶血病、败血症、肝外胆道闭锁、胆总管囊肿、遗传代谢性疾病等。不伴有黄疸的有心力衰竭、免疫性与非免疫性胎儿水肿、糖原贮积症、溶酶体病和肝脏囊肿等。

## 二、临床表现

### （一）检查方法

1. 新生儿期 扪到肝脏并不表示肝大，正常新生儿肝脏下缘约在右侧肋弓下2.0cm，剑突下更易扪及，也为2.0cm左右。肝脏位置下降见于肺过度膨胀、胸廓变形、胸腔占位性病变，如积液、气胸或脓肿；此外，当腹壁肌肉松弛如周身肌张力减退或先天性腹壁缺损时，肝脏位置也下降。触诊新生儿肝脏时用力要轻。新生儿腹壁很薄，肝组织质地较软，用力触诊时，使指尖位置过深，到达肝脏边缘的下面，因而在呼吸时指尖无法感觉到肝脏的边缘。肝脏上缘通常由叩诊确定，若肝上缘在右锁骨中线第五肋间，扪到肝下缘在肋弓下2.0cm以上，表明肝脏确实增大；若肝上缘低于第5肋间，扪到肝脏可能是因胸腔疾病将肝脏向下推移所致。若肝脏上缘无法清楚地从叩诊确定，可采用抓刮法检查，即将听诊器放在肝脏中央部位，用手指轻轻抓刮胸部皮肤，从肝区外逐渐向肝区内移动，当听到的声音从遥远、低钝变成清晰的抓刮声时，肝脏边缘便可确定。声音的变化是因肝脏为实质性脏器，对声音的传导较周围充气组织更好。肝的长度即肝脏在右锁骨中线上的高度，每个有肝脏增大的婴儿都必须测量。新生儿正常肝脏长度有个体差异，最高可达8.0cm。除了确定肝脏大小和位置外，还应检查肝脏的硬度，表面是否光滑或有结节，以及肝脏边缘是否锐利。脂肪肝的特点是质地软，表面光滑，边缘钝；纤维化肝质地硬，表面有结节，边缘清楚锐利；糖原贮积症的肝脏像干土样硬；肝脏肿瘤表面常有结节；肝脏有血管瘤时在肝区可听到血管音。

2. 正常新生儿 约1/4可触及脾的下缘，其特点为质地软，位置表浅，不被结肠遮盖，脾的上部在肋弓后面，不能触及。

### （二）肝脏肿大的程度

肝脏肿大的程度可分轻、中、重三度。轻度指肝在肋下可以触及或肝脏下缘在锁骨中线肋缘点与脐连线的中点水平线以上；中度为肝脏下缘在该连线中点以下到脐水平之间；重度为肝下缘在脐水平以下。肝脏中度到重度肿大者要考虑由各种病原体引起的感染，充血性心力衰竭，先天性胆道畸形，肝糖原贮积症，黏多糖病，类脂质病和半乳糖血症等。

## 三、实验室检查

实验室检查对确定肝脾大的原因和判定肝脏功能极为重要，有时临床症状并不明显，但化验检查已显示肝功能异常。实验室检查对评估肝脏损害程度及其预后也是必不可少的。

测定血清胆红素浓度是新生儿肝脏肿大最常做的化验，新生儿期血液病是新生儿黄疸最常见原因之一，很多肝大伴有黄疸的疾病都需要与其鉴别，尤其在生后第1周内。若血清胆红素持续增高至生后2周以上，并且以直接胆红素增高为主，便应考虑为肝脏疾病。

肝功能试验中的脑磷脂絮状试验、硫酸锌浊度试验等在新生儿期常不呈阳性反应。丙氨酸氨基转移酶（alanine aminotransferase，ALT）和天冬氨酸氨基转移酶（aspartate transaminase，AST）在心脏和肌肉组织中含量也较多，窒息缺氧后此类酶可大量释放至血流。乳酸脱氢酶在肝炎时增高，阻塞性黄疸时不增高，提示胆汁淤积的酶有碱性磷酸酶、亮氨酸氨基转肽酶和γ-谷酰转肽酶等，血清5'-核苷酸酶在胆道闭锁时也明显增高。

为确诊血型不合溶血病须做抗人球蛋白直接试验、游离抗体测定和抗体释放试验。疑有糖代谢异常者应测定血糖及糖耐量试验。考虑有血液病或恶性细胞增生时应做骨髓穿刺，对诊断不明的肝脾肿大或疑为肿瘤者可考虑肝脾穿刺后取活体组织检查。

### 四、影像诊断

应用超声扫描可观察肝脏位置、形态、大小，检查横膈运动，显示肝脏与相邻器官的关系。B型超声对肝囊肿、肝脓肿和肝肿瘤等肝内肿物的鉴别极有用，肝硬化、脂肪肝和淤血肝也能在超声图像下区别。超声检查可以观察脾脏的位置、形态和大小，新生儿合作程度、腹肌紧张和腹腔积液等因素对其影响较小。利用超声检查判断脾大较触诊更敏感和正确，并可显示内部结构，可区别淤血性脾肿大、淋巴肉芽肿、脾的原发性肿瘤和脾被膜下血肿等。

放射性核素检查也可用于肝脾肿大的诊断，胶体$^{99m}$Tc注入静脉，可显示肝影像，用于了解肝脏的位置、形态、大小和探测肝内有无占位病变。脾脏可与肝同时显影，脾功能正常时，脾影较肝右叶淡；脾功能亢进时，脾影可浓于肝影，对脾内占位病变和浸润病变的诊断，也很有用。

### 五、处理原则

寻找病因，根据病因进行治疗。对于巨脾应绝对避免挤压腹部，防止发生脾破裂。

## 第八节　呕血与便血

呕血（hematemesis）和便血（hematochezia）统称消化道出血，为新生儿期常见的重要症状。一般将十二指肠提肌（Treitz韧带）以上的消化道出血称为上消化道出血，以呕血为主要症状；以下者为下消化道出血，以便血为主，但如血液反流入胃和食管也可引起呕血。上消化道出血除呕血外，残留于消化道内的血液排出可发生黑便。

通常呕血的血液呈鲜红或暗红色，如在胃内停留时间较长可呈咖啡样。便血的颜色视出血的部位及通过肠道的时间不同而异。如出血的部位低，在直肠或肛门，则血色鲜红，部位较高则呈黑便或柏油样便。如大量出血及快速通过肠道时亦可出现暗红色血便。出血量的多少和速度的快慢提示病情的严重程度并直接影响预后。

足月新生儿平均血容量85ml／kg，失血量超过全身血容量的1／5以上时，即可表现失血性贫血和／或失血性休克。患儿尚未呈现呕血和便血，但已有皮肤黏膜苍白、气急、哭声无力、心率快而心音低钝、血压下降和休克征象，而又排除了感染中毒、中枢神经系统损伤、呼吸窘迫和心力衰竭等原因，则应考虑有急性失血性休克，需观察有否胃肠道失血。

## 一、病因及临床特点

### （一）假性呕血和／或便血

见于以下原因：

1. 因插管或外伤所致鼻咽部或气管出血，被吞咽至消化道中而引起。

2. 因出生时吞咽了母亲产道中的污血或含血液的羊水导致的咽下综合征所致。必要时可做抗碱血红蛋白试验（antialkalization protein test，Apt），将血样加入氢氧化钠中，若试液由粉红色转变成黄棕色，提示为来自母亲的成人型血红蛋白。

3. 口服铁剂、铋剂、炭末、酚酞等引起者，在新生儿时极少见。

4. 胎粪或移行便久置后可呈黑色，需与柏油样便相鉴别，后者大便边缘的尿布湿润处有血色，潜血或镜检红细胞可阳性。

### （二）全身性出血性疾病

见于以下原因：

1. 各种感染、新生儿硬肿病、肺出血、新生儿肺透明膜病等，可因弥散性血管内凝血所致出血，在出血之前已有原发病存在，最多见。

2. 新生儿出血症亦较常见，多在生后2~6天出现呕血，早期如出血量不多且无重要脏器出血时，新生儿一般状态良好。晚发性维生素K缺乏症引起者目前也不少见，但以颅内出血为多。

3. 先天性血小板减少性紫癜，可在生后1周内出血，血小板显著减少，较少见。

4. 其他先天性凝血因子缺乏及先天性纤维蛋白原缺乏症，均为终生性疾病，虽经输血好转，仍可复发，根据特异的凝血功能检查确诊，亦较少见。

### （三）消化道疾病

1. 反流性食管炎

（1）胃食管反流导致胃酸及胃消化酶腐蚀食管黏膜，造成食管炎症及伴发溃疡，出现呕血、黑便或便血。

（2）有顽固性呕吐、营养不良和生长发育迟缓。

（3）食管钡餐造影，可见钡剂从胃反流到食管，简便易行，应观察5分钟，有3次以上反流才能肯定诊断。确诊以食管镜检查为最佳。

（4）在新生儿期经采取上身抬高，右侧卧位及稠乳，或试用抗酸剂等内科疗法常可起到很好效果。

2. 应激性溃疡　新生儿消化道溃疡多为应激性溃疡，很多见。主要由于母体促胃液素刺激及分娩时的应激状态，导致新生儿及未成熟儿组织胺分泌增多、胃酸分泌亢进，浩成应激性溃疡的形成。特点为：

（1）多有颅内出血、缺氧窒息、败血症、低血糖等应激状态；

（2）多于生后1~2天内起病，可有呕吐、呕血、黑便、腹胀等；

（3）内镜检查有助于诊断；

（4）溃疡多浅表易于愈合，经内科疗法多可治愈，出血量大者可致死。

3. 急性胃肠炎　系多种致病因子引起的胃肠道急性炎症，主要病变在小肠。特点为：

（1）有发热、呕吐、腹泻，严重者可有便血和／或呕血。

（2）大便可呈黏液血便、鲜血便、果酱样便或黑便。可呕鲜红或咖啡样物。

（3）常见致病菌有致病性大肠杆菌、空肠弯曲菌、鼠伤寒沙门菌、变形杆菌、绿脓杆菌、耶尔森菌、产气杆菌、肠球菌和葡萄球菌等。常见病毒有轮状病毒及柯萨奇病毒、肠道腺病毒、Norwalk病毒等。

（4）根据便常规及培养、腹部X线平片、内镜检查等可确立诊断。

4. 肠梗阻

（1）肠梗阻分机械性和麻痹性两种。机械性梗阻可因肠内或肠外病变引起，如肠旋转不良、重复小肠、嵌顿疝等，新生儿肠套叠少见。麻痹性肠梗阻多见于全身严重感染、腹膜炎、败血症等。

（2）有呕吐、腹胀、呕血或便血，是新生儿期下消化道出血的重要病因。

（3）腹部X线平片有助于诊断。

5. 乙状结肠、直肠及肛门疾病　多为血便，因息肉、肛门–直肠裂等引起。

## 二、诊断

羊细询问病史、进行全面体格检查及常规辅助检查，必要时应做特殊的检查，以明确诊断。

1. 排除假性呕血和／或便血　Apt试验有助于此鉴别诊断。

2. 排除全身性出、凝血障碍疾病　首先检查出、凝血功能至关重要。

3. 对出血进行初步定位　主要根据血便的性状来判断。

（1）黑便者往往是上消化道出血。

（2）呕血带胆汁时往往为下消化道出血，但出血部位多在下消化道的上段。

（3）洗胃后胃抽取液带有鲜血时则为胃以上消化道出血，但应排除因胃管对黏膜的操作性损伤。

（4）上消化道出血量过多且很快通过肠道时，可呈现红色血便。

（5）便血量少，呈现红色与大便不相混匀，则病变在肛门、直肠。

4. 特殊检查

（1）内镜检查：

1）纤维食管镜、胃镜、十二指肠镜检查：诊断率高，可发现出血部位及出血情况，能直视下活检和止血，能发现浅表及微小病变，在急性出血时也可进行检查等优点，优于X线钡剂造影检查。镜检前必须纠正凝血障碍和血流动力学的不稳定状态，保持呼吸道通畅，并用抗生素预防感染。

2）纤维直肠镜、结肠镜检查：一般在钡剂灌肠检查后进行，此与上消化道镜检查有所不同。

（2）X线检查

1）腹部X线平片：采取仰卧、直立或侧卧位腹部X线平片，对诊断肠扭转、坏死性小肠结肠炎及胎粪性腹膜炎、肠梗阻有重要价值。

2）钡剂造影：稀钡餐在非急性出血期造影是有一定价值的，也可在十二指肠插管后注入钡剂做小肠造影检查。钡灌肠对下消化道疾病及肠套叠的诊断有价值。

（3）同位素扫描：可用$^{99m}$Tc-硫胶或其他锝酸盐标记的红细胞扫描，对亚急性或间歇性出血者最有价值，是一种有效而准确的检查方法。

（4）血管造影术：为损伤性检查，目前已少用。

### 三、处理原则

禁食，保持呼吸道通畅；急查血常规，出、凝血时间；建立输液通道；冷生理盐水洗胃；必要时输血以及使用抗酸剂等。

# 第九节　血尿

正常婴儿尿中可有极少数红细胞。若两次新鲜离心的尿沉渣红细胞≥3个/高倍视野，则称为血尿（haematuria）。肉眼不能觉察者为镜下血尿，当肉眼也能觉察时则称为肉眼血尿，此时尿中含血最少为1～2mL/L。

尿呈红色而无其他明显症状者，要先明确是否为血尿。以下情况均为假性血尿。

（1）新生儿早期生理性排泄尿酸盐较多，使尿布染成淡红色，尿镜检可见大量非结晶性尿酸盐；

（2）先天性红细胞生成性卟啉病（先天性紫质病）是由于胆色素原合成尿卟啉Ⅲ

的过程发生障碍，新生儿期即可排红色或葡萄酒色尿，尿中及粪中有大量卟啉原Ⅰ，呈特殊的红色荧光；

（3）新生儿ABO溶血病时出现血红蛋白尿；

（4）假月经、外阴部溃烂出血混入尿标本均可引起混浊。鉴别红色尿最重要之点是血尿外观浑浊，摇荡盛器时有烟雾样泛起，低倍镜检见大量红细胞。

## 一、病因及临床特点

（一）全身性疾病

1. 新生儿肉眼血尿　最常见于出血性疾病，如新生儿出血症、弥散性血管内凝血（disseminated or diffuse intravascular coagulation，DIC）、血小板减少性紫癜及各种凝血因子缺乏症。常有家族病史、周身出血倾向，实验室检查有血小板计数减少、凝血酶原时间和部分凝血活酶时间异常。

2. 周身感染性疾病　如败血症及细菌性心内膜炎时，可引起肾血管栓塞或血栓形成，也可引起肾上腺皮质或髓质坏死，均可引起严重血尿。

3. 结缔组织病　如先天性系统性红斑狼疮也可引起血尿。

（二）泌尿系统疾病

1. 某些肾毒性药物用量过大或用药时间过长可引起血尿甚至肉眼血尿。

（1）在新生儿期最常见于有肾毒性作用的抗生素，如庆大霉素、卡那霉素、美沙西林和杆菌肽等，均可引起药物性肾炎，如能及时发现并停药，血尿即可消失。

（2）一些高渗性药物，如甘露醇、高张葡萄糖，以及尿路造影剂等，可造成肾乳头坏死而引起血尿，因此剂量不能过大。

（3）经脐动脉插管迅速注入大量碳酸氢钠也可引起血尿，应用时要慎重。

2. 泌尿道感染　如肾盂肾炎、膀胱炎、局灶性肾炎和肾脓肿等，均可引起血尿。此类疾病常同时有脓尿，尿培养也常为阳性。

3. 泌尿道畸形　如多囊肾、马蹄肾、肾发育不全、尿路梗阻畸形和尿道下裂等，常可伴发血尿，须做超声检查或肾盂造影方可确诊，有时亦需做染色体等遗传学检查，如能及时发现并停药，血尿即可消失。

4. 肾血管病变引起血尿　以肾静脉血栓最多见，常见于腹泻脱水、重症败血症及肺炎、重度窒息和发绀型先天性心脏病时，表现为突然出现血尿，腰部可触及肿大肾脏，超声检查及肾静脉造影可以确诊。肾动脉栓塞多见于脐动脉插管血栓脱落所致。

5. 肾肿瘤引起血尿　在新生儿期以肾胚瘤较多见，其他有神经母细胞瘤和肾血管瘤。肾结石引起血尿在新生儿期少见。

6. 窒息婴儿发生血尿　较多见，原因是缺氧导致肾髓质和肾皮质坏死。难产引起肾损伤较其他脏器损伤少见。

7. 耻骨上膀胱穿刺　可引起损伤性出血，重者可有肉眼血尿。

## 二、诊断要点

1. 根据病史、查体及尿常规检查，可以区别是真性血尿或假性血尿（红色尿）。

2. 尿镜检如发现有红细胞管型或变形红细胞超过50％，则考虑病变在肾脏。若为正常红细胞性血尿则病变在肾脏以下，或为肾肿瘤、肾结石所致血管破裂出血。伴有脓细胞则为尿路感染。

3. 腰部或腹部扪及肿物，应考虑可能为阻塞性畸形、肿瘤或肾静脉血栓等，进一步确诊需做腹部平片、B超、CT或静脉肾盂造影等影像学检查，必要时做肾功能检查。

4. 疑全身性疾病时，应针对基础疾病做相应的检查，如确定有无感染、出凝血机制障碍等。

## 三、处理原则

血尿的对症处理并不重要，重要的是明确诊断，寻找病因，确定是哪种基础疾病引起的血尿。药物引起的立即停药，尿路感染需用抗生素治疗，有全身出血倾向者应酌情输新鲜全血或血液成分。

## 四、小儿血尿的诊断步骤

血尿的诊断要先排除能产生假性血尿的情况：如摄入含大量人造色素（如苯胺）的食物、蜂蜜或药物（如大黄、利福平、苯妥英钠）等引起红色尿；血红蛋白尿或肌红蛋白尿；卟啉尿；初生新生儿尿内之尿酸盐可使尿布呈红色。但以上尿检均无红细胞可资鉴别。

血尿确定后，判断血尿的来源，然后确定原发病因。目前常用方法有：

（1）尿沉渣红细胞形态学检查，若以异形红细胞为主则提示为肾小球性血尿（相差显微镜下>30％）。以均一形为主者则提示非肾小球性血尿，血尿来源于肾盂、肾盏、输尿管、膀胱或尿道，多见于泌尿道感染、结石、结核、肿瘤、创伤等。影响尿红细胞形态的因素有年龄、尿比重、尿pH值、利尿剂的应用、泌尿系感染、肉眼血尿发作等。

（2）尿中红细胞平均体积（mean corpuscular volume，MCV）测定，若MCV<72fl且呈小细胞分布，则说明血尿来源于肾小球，此法敏感性为95％，特异性为96％，且可克服检测者主观的误差。

（3）尿沉渣检查见到红细胞管型和肾小管上皮细胞，表明血尿为肾实质性。若镜下血尿时，尿蛋白定量>500mg／24h；肉眼血尿，尿蛋白>990mg／24h或>660mg／L，则多提示肾小球疾病。

（4）尿红细胞电泳：肾小球性者为（20.64±1.72）秒，非肾小球性者为（27.27±1.66）秒。

（一）肾小球性血尿诊断步骤

1. 临床资料分析　肾小球性血尿的鉴别诊断应注意特别详细地询问血尿的伴随症状及体征。

（1）伴水肿、高血压，尿液中发现管型和蛋白尿，应考虑原发性或继发性肾小球疾病；

（2）新近有皮肤感染、咽喉炎后出现血尿，首先要考虑急性链球菌感染后肾小球肾炎，其次为IgA肾病；

（3）伴有夜尿增多，贫血显著时应考虑慢性肾小球肾炎；

（4）伴有听力异常，应考虑Alport综合征（眼-耳-肾综合征）；

（5）有血尿家族史，应考虑薄基底膜病；

（6）伴感觉异常，应考虑Fabry病（弥漫性体血管角质瘤或糖鞘脂类沉积症）；

（7）伴肺出血应想到肺出血-肾炎综合征；

（8）伴有紫癜，应考虑紫癜性肾炎；

（9）伴有高度水肿和大量蛋白尿应考虑肾病综合征。

2. 血和尿生化分析

（1）血中抗溶血性链球菌素O（anti-streptolysin O，ASO）升高伴有C3下降应考虑急性链球菌感染后肾炎；

（2）伴血HBsAg（＋）和／或HBeAg（＋），肾组织中有乙肝病毒抗原沉积，可诊断为乙肝病毒相关性肾炎；

（3）血清补体持续性下降，考虑原发性膜增生性肾炎、狼疮性肾炎、乙肝病毒相关性肾炎、慢性肾小球肾炎；

（4）ANA、Anti-dsDNA、ANCA等阳性应考虑狼疮性肾炎；

（5）血清IgA增高，提示有IgA肾病可能；IgG、IgM、IgA均增高，可见于狼疮性肾炎、慢性肾炎；

（6）尿蛋白成分分析中以大分子蛋白尿为主，多见于急、慢性肾小球肾炎及肾病综合征，小分子蛋白尿为主，提示间质性肾炎。

3. 肾活体组织检查分析　肾活体组织病理检查对血尿的病因诊断具有极为重要价值，如IgA肾病、薄基底膜病、局灶节段性肾小球硬化、狼疮性肾炎、肝炎病毒相关性肾炎、Alpon综合征等。

（二）非肾小球性血尿诊断步骤

1. 尿三杯试验　第一杯红细胞增多为前尿道出血；第三杯红细胞增多则为膀胱基底部、前列腺、后尿道或精囊出血；三杯均有出血，则为膀胱颈以上部位出血。上尿路出血多呈暗棕色尿，无膀胱刺激征，有时可见血块。尿中出现血块通常为非肾小球性疾病。

2. 临床资料分析

（1）伴有尿频、尿急、尿痛，应考虑泌尿道感染，其次为肾结核；

（2）伴有低热、盗汗、消瘦应考虑肾结核；

（3）伴有皮肤黏膜出血应考虑出血性疾病；

（4）伴有出血、溶血、循环障碍及血栓症状，应考虑DIC或溶血尿毒综合征；

（5）伴有肾绞痛或活动后腰痛应考虑肾结石；

（6）伴有外伤史应考虑泌尿系统外伤；

（7）伴有肾区肿块应考虑肾肿瘤或肾静脉栓塞；

（8）近期使用肾毒性药物，应考虑急性间质性肾炎；

（9）无明显伴随症状时，应考虑左肾静脉受压综合征、特发性高钙尿症、肾微结石、肾盏乳头炎、肾小血管病及肾盂、尿路息肉、憩室。

3. 辅助检查分析

（1）2次尿培养阳性，尿菌落计数>$10^5$／ml，可诊断泌尿道感染；

（2）尿培养检出结核杆菌，对诊断肾结核有重要价值，并可通过3次以上晨尿沉渣找抗酸杆菌，其阳性率为80%～90%，24小时尿沉渣找抗酸杆菌，阳性率为70%；

（3）全尿路X线平片检查在非肾小球性血尿病因诊断中非常重要，可及时发现泌尿系结石。对于尿酸结石，X线检查阴性者可采用B超检查；

（4）对于怀疑上尿路病变者，可行静脉肾盂造影（intravenous pyelogram，IVP），IVP阴性而持续血尿者，应行B超或CT检查，以排除小的肾肿瘤、小结石、肾囊肿以及肾静脉血栓形成。若仍阴性者，可行肾活体组织检查；

（5）左肾静脉受压综合征是非肾小球性血尿的常见原因，彩色Doppler检查可以确诊；

（6）儿童特发性高钙尿症也是非肾小球性血尿的常见原因，24小时尿钙测定>4mg／kg或尿钙／尿肌酐>0.2，即可诊断。

# 第十节　水肿

水肿（edema）是新生儿期常见症状之一，指皮肤及皮下组织有过量的间质液、皮色苍白、按之有凹陷。正常新生儿的体液占体重的80%，高于其他年龄组小儿，因此，正常新生儿生后最初几日均有某种程度的水肿，多见于四肢、腰背、颜面和会阴部；早产儿尤为明显，甚至出现指压痕。生后1周，随着生理性体重下降，体内水分减少，这种生理性水肿便消失。

## 一、病因

### （一）胎儿水肿

出生时已有全身性水肿，称为胎儿水肿，分为免疫性和非免疫性两种。

1. 免疫性胎儿水肿　病因主要为Rh血型不合溶血病，除水肿外，伴有贫血、腹腔积液和肝脾大。严重患儿多于生后不久即死于心力衰竭。

2. 非免疫性胎儿水肿

（1）胎儿心律失常、各种严重的先天性心脏病、宫内感染所致的心肌炎等心血管疾病。

（2）珠蛋白生成障碍性贫血、G-6-PD酶缺陷、胎-母或胎-胎输血导致的严重贫血。

（3）先天性肾病、先天性肝炎或肝硬化导致的低蛋白血症。

（4）其他原因如母亲患糖尿病、妊娠高血压综合征、遗传代谢性疾病等均可使胎儿发生水肿。

### （二）新生儿水肿

1. 贫血　引起贫血的原因有血型不合溶血病、早产儿贫血、地中海贫血、胎-胎输血、胎盘脐带破裂、胎-母输血和内脏出血等。

2. 心源性　主要见于各种严重的心律失常、先天性心脏病，从各种心肌病引起的心功能不全。窒息儿可合并缺氧缺血性心肌损害，产生水肿的原因除心功能不全外，与醛固酮分泌增多有关。

3. 肾源性　新生儿尤其早产儿肾脏发育不成熟，肾脏调节水平衡的能力很差，这种暂时性肾功能低下是新生儿易发生水肿的主要原因，当输液过多过快，或输入钠盐过多时，易产生水肿。其他如先天性肾病、泌尿系统畸形及肾静脉血栓形成也均可引起水肿。

4. 低蛋白血症　早产儿有生理性低蛋白血症，血浆蛋白低于40g／L，血浆胶体渗透压低，细胞间液不能返回至毛细血管，容易引起水肿。

5. 新生儿硬肿病　寒冷损伤、感染、低氧血症时，周围毛细血管扩张，通透性增加，液体外渗至组织间隙；此时心、肾等重要脏器功能也受到损害，心搏出量每分钟输出量减少，肾小管排钠能力降低，形成可凹陷性水肿。又可因皮下组织脂肪内饱和脂肪酸凝固而呈不可凹陷性水肿。

6. 其他　如先天性甲状腺功能低下患儿，宫内弓形体、巨细胞病毒、风疹病毒、单纯疱疹病毒及其他病原体感染（简称TORCH感染）患儿，均可产生水肿。

## 二、诊断要点

### （一）B超

产前B超、羊水检查有助于发现胎儿水肿、心脏畸形或做血型、DNA等检查。

### （二）病史

分娩过程中有无前置胎盘、胎盘早期剥离等可能导致胎儿失血的因素，有无母婴血型不合，是否为双胎、早产，以及在住院过程中有无输液过多过快等。

### （三）体格检查

应注意水肿的性质和分布，水肿为全身性或局限性，为凹陷性或非凹陷性，是否伴有红肿热痛等炎症现象。并注意心音、心脏杂音和静脉充盈程度，是否有肝大和腹腔积液，是否有特殊面容。

### （四）实验室检查

应化验血、尿常规，测定血浆蛋白、白／球蛋白比例，疑有新生儿溶血病应做溶血病血清学三项试验，必要时应测定肝、肾功能。

### （五）辅助检查

疑有心功能不全应做心电图与彩色超声心动图检查，以测定心功能，并确定有无先天性心脏畸形或其他心肌病。

## 三、处理原则

尽快查找原因，积极治疗原发病，同时进行对症治疗。胎儿水肿可进行宫内治疗，必要时提前终止妊娠。新生儿水肿可给予正性肌力药物改善心功能不全；利尿剂促进水分排出；严格控制液体入量及钠离子浓度；积极纠正贫血和低蛋白血症等对症治疗。


# 第十一节　惊厥

新生儿惊厥（neonatal convulsions）是新生儿期常见急症之一、是中枢神经系统疾病或功能失常的一种临床表现。症状常不典型，惊厥反复发作可对大脑发育造成严重影响，并产生神经系统后遗症。早发现，早诊断，及时处理至关重要。

## 一、病因

### （一）围生期窒息

窒息可导致缺氧缺血性脑病，多见于足月儿，于生后12小时左右出现惊厥，2~3

天达高峰，可发生中枢性呼吸循环衰竭或持续惊厥，存活者3～4天后症状减轻。

## （二）颅内出血

难产或滞产引起小脑幕或大脑镰撕裂，导致大量硬脑膜下腔出血，多见于体重较大的足月儿。严重窒息可引起蛛网膜下腔或脑实质内出血。通常在12～24小时出现惊厥，2～3天达高峰。早产儿可出现脑室周围-脑室内出血，临床症状突然恶化，表现意识障碍、惊厥，出血量多者在1～2天内死亡。

## （三）感染

各种病原体所致化脓性脑膜脑炎、感染中毒性脑病、破伤风、宫内感染风疹病毒、弓形虫、巨细胞病毒等致胎儿脑发育畸形。

## （四）代谢因素

1. 低血糖　血糖低于2.24mmol／L（40mg／dL）为低血糖，多发生于生后3天内，表现为惊厥和反应低下，一过性低血糖对大脑损伤不明显，持续低血糖者预后不良。以早产儿、小于胎龄儿多见，并可见于窒息、感染、硬肿症、溶血病、呼吸窘迫综合征等危重患儿或糖尿病母亲所生的新生儿，以及遗传代谢性疾病。

2. 低钙血症　血钙低于2.0mmol／L（<8.0mg／dL）。早发型于生后3天内发生，与低出生体重、呼吸窘迫综合征、窒息、颅内出血、母亲糖尿病有关。可能伴发颅脑损伤，惊厥呈非局灶型，脑电图持续异常，钙剂治疗效果不好；晚发型发生于生后1～2周内，与母亲饮食中钙及维生素D不足及牛奶喂养有关。惊厥呈一过性，为单纯低钙引起，不伴脑损伤，钙剂治疗有效，预后较好。

3. 低镁血症　血镁低于0.66mmol／L（<1.6mg／dL）。多见于糖尿病或妊娠高血压综合征母亲所产婴儿、宫内发育不良儿、肠道疾病患儿。症状相同，常同时伴低钙血症。单独用钙剂治疗无效时应考虑本症。

4. 低钠血症或高钠血症　血钠低于130mmol／L为低钠血症，多见于窒息、颅内出血或脑膜炎所致抗利尿激素分泌过多，可导致脑水肿，尤其当血钠迅速下降低于120mmol／L时甚至造成脑疝；血钠高于150mmol／L为高钠血症，多见于医源性补钠过多或脱水、捂热等，高钠血症引起脑细胞皱缩而出现惊厥，急性高钠易造成神经系统永久性损伤。

5. 维生素$B_6$依赖症　为遗传性犬尿氨酸酶缺乏，生后几小时或几天内发病，常见全身抽搐或惊厥持续状态，用镇静药无效，补充维生素$B_6$后几分钟内停止抽搐。如不及时治疗，可留下严重后遗症甚至死亡。

6. 先天性遗传代谢病　如枫糖尿症、苯丙酮尿症、半乳糖血症、高甘氨酸血症、尿素循环障碍、高氨血症、脂类贮积症、家族性良性癫痫、肾上腺白质萎缩等。少数惊厥原因不明，约占新生儿惊厥的3%。

（五）胆红素脑病（核黄疸）

血胆红素达256.5μmol/L（15mg/dl）以上时可能发生胆红素脑病，早产儿血脑屏障发育不成熟，更易发生。常见于严重的溶血病及败血症，此时大量未结合胆红素通过血脑屏障影响神经细胞能量的代谢而出现惊厥，并有角弓反张和发热，可遗留永久神经系统后遗症。

（六）撤药综合征

多见于母亲妊娠期间长期服用镇静药物、抗癫痫药物、呼吸兴奋剂，或吸毒的患儿。生后药物突然中断而发生惊厥，常于生后2~3天开始，可伴过度兴奋、激惹、抖动、震颤、睡眠困难等。

（七）其他

如先天性脑发育不良、脑积水、小头畸形、脊髓膜膨出，家族性良性新生儿惊厥等。

## 二、临床表现及分型

（一）轻微型

轻微型是新生儿期最常见的惊厥表现形式。发作时抽搐细微、局限，可出现眼球斜视、凝视、反复眨眼、皱眉、吸吮、咀嚼、面肌抽动；以及上肢游泳或划船样动作、下肢踏车样动作；或出现呼吸暂停、屏气、阵发性面红或苍白等。抽动反复发作脑电图出现多灶性异常放电，表现为波幅低平和暴发抑制，常见于缺氧缺血性脑病、严重颅内出血和感染患儿。

（二）强直型

单个肢体或四肢强直状态，常伴眼球偏移固定和呼吸暂停。脑电图有多灶性尖波或高幅节律紊乱，多见于早产儿脑室内出血、破伤风、核黄疸等。

（三）多灶性阵挛型

常见多个肢体或多个部位同时或先后交替的抽动，也可在一次发作时抽搐从一个肢体转向另一个肢体、从一侧转向另一侧而无固定顺序，常伴意识障碍。脑电图表现为多灶性的尖波或慢节律电波由皮质的一个区游走到另一个区。多见于缺氧缺血性脑病、颅内出血和感染。

（四）局灶性阵挛型

常见于单个肢体或一侧面部，有时可扩散到同侧的其他部位或成为半身性抽搐，不伴意识障碍。常见于足月儿代谢紊乱，如低血糖，低血钙；小量蛛网膜下腔出血，较轻的脑缺氧，预后较好。

（五）肌阵挛型

新生儿期少见，上肢和／或下肢有同步性反复发作的抽搐动作，常表示有弥漫性脑损伤。脑电图出现多灶性、弥漫性异常放电。

### 三、诊断

（一）病史

应注意询问有无惊厥家族史及遗传病家族史、父母是否近亲结婚、母孕史及用药史、患儿围生期情况及喂养史等。

（二）临床表现

惊厥发作形式常不典型，尤其是早产儿更难于辨认，常给诊断带来困难，需仔细观察。并应注意发病时间、发作类型、持续时间。

（三）体格检查

除常规体检外还应着重检查精神、意识、头颅大小、前囟张力、颅缝宽度、四肢运动及肌张力、原始反射、瞳孔大小、有无黄疸、皮疹、有无特殊气味等。

（四）辅助检查

根据病情检查血常规、血糖、血电解质、血气、胆红素、特异性病毒抗体检测、血培养、脑脊液等，怀疑先天代谢性疾病时做先天性氨基酸病筛查、有关酶学检查。进行眼底检查、颅骨透照、X线颅骨平片、头颅B超和CT检查，脑电图检查对惊厥的诊断和判断预后尤为重要。

### 四、鉴别诊断

（一）颤抖

可由寒冷、声音、皮肤刺激或被动活动而诱发，无意识障碍和眼球的异常运动，频率高而幅度低，抚慰可使其平息。惊厥则相反。

（二）非惊厥性呼吸暂停

呼吸暂停常伴有心率减慢，而惊厥性呼吸暂停无心率改变，但伴有其他部位抽搐及脑电图改变。

（三）快速眼运动睡眠相

可有眼部颤动、短暂呼吸暂停、面部怪样、微笑、身体扭动等，但清醒后即消失。

### 五、治疗原则

新生儿惊厥应紧急处理，对症治疗，积极寻找病因，减少脑损伤，降低病死率。

（一）一般治疗

注意保暖、保持呼吸道通畅，头转向一侧防止呕吐物误吸，维持血气正常、纠正水电解质紊乱，给予氧气吸入。高热者给予物理降温，有条件者心肺监测、脑电图监测。

（二）病因治疗

立即查明病因，针对病因进行特异性治疗。

1. 低血糖 25%葡萄糖2~4ml／kg，以1ml／min的速度静注，以后10%葡萄糖5~6ml／（kg·h）静脉泵入，使血糖保持在正常水平。

2. 低血钙 10%葡萄糖酸钙2ml／kg，用葡萄糖液稀释后缓慢静注，速度1ml／min，注意心率。

3. 维生素$B_6$依赖症 维生素$B_6$50~100mg静脉注射。

（三）抗惊厥治疗

原则上选用一种药物，或两种药物交替使用，用药期间监测药物血浓度。

1. 苯巴比妥钠 为新生儿惊厥的首选药物，负荷量20mg／kg肌内注射。若无效可再加用10mg／kg，维持量5mg／（kg·d）分2次肌内注射。

2. 苯妥英钠 苯巴比妥钠治疗无效时应用，静脉注射或口服，不能肌注，黄疸患儿慎用，用量同苯巴比妥钠。

3. 地西泮 为治疗新生儿惊厥持续状态的首选药物，但对呼吸和心血管系统有抑制作用，与苯巴比妥类药物合用时应十分慎重。0.3~0.5mg／（kg·次），缓慢静脉注射，必要时15~20分钟后可重复给药。注意呼吸抑制。

4. 水合氯醛 可作为抗惊厥治疗的辅助剂，每次50mg／kg灌肠或胃管内注入。

（四）降颅压治疗

反复惊厥可出现脑水肿、高颅压。建议早期给予，小剂量，短疗程。

1. 20%甘露醇 每次0.25~0.5g／kg（1.25~2.5mL／kg）静脉注射，6~8小时1次，脑水肿减轻后逐渐减量，一般使用3~4天，时间过长可引起电解质紊乱。

2. 地塞米松 0.5~1mg／kg，分2~3次使用。

3. 呋塞米 每次0.5mg／kg，每日1~2次肌内注射或静脉注射。

# 第十二节　反应低下

反应低下（decreased responsiveness）是一组临床症状，包括意识障碍、肌张力减退、肢体活动减少、哭声微弱和吸吮无力。这些症状不仅在中枢神经系统疾患时可以出现，新生儿在其他疾病如重症感染、呼吸衰竭、脱水酸中毒、休克、代谢紊乱、贫血和低体温时，都可表现反应低下。临床上反应低下常被用来判定各种疾病病情轻重程度的一种表现。

## 一、反应低下的判定

### （一）意识障碍

检查新生儿意识状态的方法是给婴儿一定程度的刺激，观察有无反应及反应程度，如对一般刺激无反应，可再给痛觉刺激如针刺。通常刺激的方法是用手指叩弹足底，临床上将新生儿意识障碍分为四种状态：嗜睡、迟钝、浅昏迷、昏迷。

### （二）肌张力减退

新生儿肢体肌张力减退可以是神经系统或肌肉病变的一个症状，也可以是许多全身疾病严重时中枢神经受抑制的一种表现。肌张力减退表现为双上肢下垂、被动伸直肘关节时弹回缓慢或不弹回；做牵拉反应时，拉婴儿双手从仰卧位坐起头向后垂，不能与躯干保持在一直线上。双下肢外展伸直，腘角>110°，膝髋关节活动范围增大。直立托起时，头不能垂直，四肢松弛摇晃；水平托起时，头和四肢软弱无力地下垂。肌张力减退常伴有哭声微弱、吸吮无力、不能吞咽、自主运动明显减少。

## 二、诊断要点

新生儿期各种疾病发展到一定的严重程度几乎均会出现反应低下。反应低下并非特异性，只是提示病情已达严重程度，若同时伴有心率、呼吸减慢或体温下降，则病情已达危重阶段，需紧急处理。对反应低下患儿，应重点检查维持生命的能力和伴随症状，生命体征如体温、心率、呼吸和血压均应及时记录，神经系统检查包括囟门张力、有无惊厥、呼吸节律、眼球运动、瞳孔大小及对光反应，以及原始反射等均应详细检查。所有反应低下患儿，均应着重检查有无呼吸衰竭、循环衰竭、休克、超高热和体温不升，以及神经系统检查。

## 三、常见原因和鉴别诊断

1. **缺氧缺血性脑病**　是新生儿早期表现反应低下最常见的原因，多为足月儿，有宫内窘迫和严重窒息史，常伴有惊厥和颅内压增高，脑电图常有异常改变。出现反应低下提示病情已达中度；若有昏迷和肌张力完全消失，则为重度表现。脑CT和脑B超检查可见脑水肿、脑软化，缺氧重者常同时合并蛛网膜下腔出血或脑室内出血。病重反应低下持续不恢复者，预后不良。

2. 呼吸衰竭　由各种呼吸道病变引起的呼吸衰竭，是新生儿最常见的危重病症。与乳幼儿不同，新生儿尤其早产儿缺氧时不出现烦躁不安，大脑皮质很快进入抑制状态，表现精神萎靡、反应低下、肌张力减退等神志改变。此时呼吸频率可减慢，甚至出现呼吸节律不齐或呼吸暂停。若为重症Ⅱ型呼吸衰竭，患儿反应更差，不能误诊为中枢神经病变，查血气可以区别。

3. 败血症　新生儿败血症常以反应低下、拒乳作为最先出现症状，可无发热。不吃、不哭、体温不升是新生儿感染最常见的症状，常伴有黄疸、皮疹、腹胀及肝脾增大等症状。外周血白细胞增多或减少、杆状核增加、血小板减少、C-反应蛋白增高，在血培养未回报前，有助于诊断。

4. 低体温　通常体温降至35℃以下，反应变迟钝，至33℃以下呈半昏迷状态。复温后随着体温上升，意识状态逐渐恢复；若仍无好转，提示除低体温外，尚有其他严重并发症。

5. 药物　母亲分娩前不久用过降压药、镇静药或麻醉药，婴儿出生后可表现反应低下，肌张力减退和呼吸浅慢。最常见的是妊娠高血压综合征，母亲分娩前用大量硫酸镁静脉滴注，婴儿生下后因高镁血症而表现反应低下；母亲分娩前2小时内用哌替啶等麻醉药，不仅使新生儿生下时发生窒息，而且生后表现反应低下。

6. 其他　小于胎龄儿及早产儿合并低血糖时，常首先表现反应低下，有时反应低下为唯一症状。新生儿如有脱水酸中毒、心功能不全、贫血和休克时，常表现反应低下。21-三体综合征患儿在新生儿期反应低下是最明显的症状。

### 四、处理原则

患儿出现反应低下，提示病情已达一定严重程度，临床医生不能掉以轻心，应积极查找病因并及时给予处理，迅速纠正可能引起反应低下的各种病理因素。有条件者应对各项生命体征进行监护。定时测定血气，严密观察神经系统症状，尽可能在病情未达危重阶段时，及时给予治疗。

# 第二章 心脏疾病

## 第一节 动脉导管未闭

### 一、概述

动脉导管未闭是指存在于主动脉与肺动脉之间的先天性异常通道，位置在左锁骨下动脉远侧的降主动脉峡部和左肺动脉根部之间。导管外径粗细和长度不一，外径大多10mm左右，长度6~10mm。外形可为管状或漏斗状，短粗者为窗状。

### 二、病因和病机

胎儿期动脉导管发育异常而出生后未能自行闭合。正常主动脉压力超过肺动脉压，由于未闭动脉导管的存在，血液从主动脉持续流向肺动脉，形成左向右分流。分流量大小取决于导管直径和主动脉、肺动脉之间的压力阶差和导管粗细。为维持全身血液循环，左心容量负荷加重，导致左心室肥大、肺充血，甚至左心衰竭。肺小动脉承受大量分流血液后发生反应性痉挛，长期痉挛会导致管壁增厚和纤维化，导致肺动脉压力持续升高，若接近或超过主动脉压力，则左向右分流消失，甚至逆转为右向左分流，病人发绀，导致Eisenmenger综合征，最终可导致肺动脉高压和右心衰竭。

### 三、临床表现

（一）症状

1. 导管细、分流量小者，多无自觉症状，常在体检时发现。

2. 导管细、分流量大者，可出现气促、咳嗽、乏力、多汗、心悸等症状，因肺充血而易患感冒或呼吸道感染，早产儿病人易致呼吸窘迫症。

3. 若肺血管发生器质性变化并出现双向分流时，病人轻度活动即可发生左心衰竭而致死。

（二）体征

1. 心脏 在胸骨左缘第2肋间可闻及粗糙响亮的连续性机器样杂音，杂音占据整个收缩期和舒张期，向颈部或背部传导，局部常可触及震颤；肺动脉高压明显者可闻及收缩期杂音，肺动脉瓣区第二音亢进；分流量大者，可闻及心尖部柔和的舒张中期隆隆样杂音。

2. 周围血管　脉压增大，颈动脉搏动加强，四肢动脉搏动处可触及水冲脉、闻及枪击音，但会随着肺动脉压力的增高和分流量的下降而不明显，甚至消失。

### 四、诊断

#### （一）心电图检查

轻者可无明显异常变化，典型表现示电轴左偏、左心室高电压或左心室肥大。肺动脉高压明显者，示左、右心室均肥大。晚期则以右心室肥大为主，并有心肌损害表现。

#### （二）胸部X线检查

肺血管增粗，左室或左右室增大，肺动脉段增粗，主动脉结增宽。

#### （三）超声心动图检查

左心房、左心室增大，肺动脉增宽；如存在肺动脉高压，右心室亦可增大，在主动脉与肺动脉分叉之间可见异常的管道交通；彩色多普勒显示降主动脉至肺动脉的高速双期分流；连续多普勒可测得双期连续高速血流谱。

#### （四）升主动脉造影检查

左侧位连续摄片示升主动脉和主动脉弓部增宽，峡部内缘突出，造影剂经此处分流入肺动脉内，并显示出导管的外径、内径和长度。

许多从左向右分流心内畸形在胸骨左缘可听到同样的连续性机器样杂音或接近连续的双期心杂音，难以辨识。

#### （五）在建立动脉导管未闭诊断进行治疗前必须予以鉴别

1. 主-肺动脉间隔缺损。
2. 主动脉窦瘤破裂。
3. 冠状动脉静脉瘘。
4. 室间隔缺损合并主动脉瓣关闭不全。

### 五、常见并发症

1. 高血压　手术结扎导管后导致体循环血流量突然增大，术后可出现高血压，甚至持续状态而导致高血压危象，所以术后应密切监测血压变化。

2. 喉返神经麻痹　左侧喉返神经自迷走神经分出后，紧绕导管下缘，向后沿食管、气管沟上行，手术中极易误伤。术后应密切观察患者发音情况。

### 六、治疗原则

主要为手术治疗。早产儿、婴幼儿反复发生肺炎、呼吸窘迫、心力衰竭或喂养困难者应及时手术治疗。无明显症状者，多主张于学龄前择期手术。近年来，也有人主张更早期手术。但并发 Eisenmenger 综合征者禁忌手术。

手术方式包括：

1. 动脉导管结扎或钳闭术
2. 动脉导管切断缝合术。
3. 内口缝合法。
4. 导管封堵术。

## 七、护理评估

1. 按中医整体观念，运用望、闻、问、切的方法评估病证、舌象、脉象及情志状态。
2. 评估患者局部和全身症状以及既往病史和生活史。
3. 了解病人家庭情况。

## 八、一般护理

1. 按外科及本系统疾病一般护理常规执行。行体外循环者按体外循环护理常规护理。
2. 保持病室环境安静、整洁、舒适、温度适宜。
3. 适量休息，保证病人充足睡眠。
4. 少食多餐，鼓励多进蔬菜水果。术前成人禁食8~12小时，儿童禁食4~6小时。

（5）病情观察

1）注意血压变化，>16kPa（120mmHg）的患者给予扩血管药物，并积极控制血压。术后通常有心率增快表现。脉搏超过160次／分，注意容量的补充及给予少量镇痛药物。

2）发现代谢性酸中毒注意容量的补充及给予小剂量碳酸氢钠。

3）密切观察体温、脉搏、呼吸、血压、胸腔引流液的性状与量，并做好记录。如有血压下降、心率增快、呼吸急促、引流量多者，提示有内出血的可能。

4）尽早脱离呼吸机辅助，注意肺部并发症，儿童尤其是幼儿易发生肺部感染或肺不张等，应加强呼吸道护理，保持呼吸道通畅，协助咳嗽排痰，给予药物雾化吸入，定期叩背，鼓励咳嗽。动脉导管切断缝合术后早期，应避免用力咳嗽，必要时可予镇咳剂口服。伴肺动脉高压者，要密切观察呼吸，合理应用抗生素，预防呼吸道感染及呼吸衰竭。

5）观察有无喉返神经损伤症状出现，发现声音嘶哑或饮食呛咳等，应立即报告给医生。

### 九、健康教育

1. 向病人讲解疾病的相关知识。
2. 适当地活动，可促进先天性心脏病患儿的康复。术后3个月不可过度运动。
3. 保持室内清洁卫生，避免到公共场所游玩，预防感冒，防止呼吸道感染。
4. 保持情绪稳定，避免过喜过悲。
5. 按医嘱继续服药。
6. 遵医嘱定期复查，如有不适及时就诊。

# 第二节　房间隔缺损

### 一、概述

房间隔缺损（atrial septal defect）系指因左、右心房之间的间隔因先天性发育不全、遗留缺损而导致的存在于两心房之间的异常通路。

### 二、病因和病机

房间隔缺损是由于胎儿期两心房之间的间隔发育异常所致。近年来认为引起胎儿心脏发育畸形的主要原因与胎儿发育的宫内环境因素、母体情况和遗传基因有关。

### 三、临床表现

（一）症状

1. 原发孔缺损症状　主要为轻度劳动后气急、心悸或反复呼吸道感染等；也有病人症状出现早而重，常发生在婴儿和儿童期，病程进展也较快，早期就出现明显的心脏扩大和严重的肺部充血等现象。

2. 继发孔缺损症状　在儿童期多无明显症状，一般到青年期症状才开始表现，包括劳力性气促、心悸、乏力、心房颤动，肺循环血量增多时易发生右心衰竭和呼吸道感染。

（二）体征

1. 右心室明显肥大，左侧前胸廓略膨隆。可触及心搏增强、少数可触及震颤。

2. 肺动脉瓣区，即胸骨左缘第2～3肋间可闻及Ⅱ～Ⅲ级吹风样收缩期杂音，伴第二音亢进和分裂。分流量大者心尖部可闻及柔和的舒张期杂音。肺动脉高压者，肺动脉区收缩期杂音减轻，第二音更加亢进和分裂。原发孔缺损伴二尖裂缺者，可闻及心尖部Ⅱ～Ⅲ级收缩期杂音。

3. 可出现发绀、杵状指（趾），多发生于由右向左分流者。

### 四、诊断

1. 心电图检查　原发孔缺损者电轴左偏，ＰＲ间期延长，可有左心室高电压、肥大继发孔缺损者电轴右偏，呈不完全性或完全性右束支传导阻滞，右心室肥大、Ｐ波高大。

2. 胸部X射线检查　可见右心增大，肺动脉圆锥突出，主动脉弓缩小，呈典型梨状原发孔缺损可见左心室扩大，肺门血管影增粗。

3. 超声心动图检查　继发孔缺损者显示右心房、室增大，原发孔缺损可见右心和左心扩大，二尖瓣裂缺及其所致的二尖瓣反流。

### 五、常见并发症

1. 急性左心衰竭　加强观察，当病人表现为呼吸困难、发绀和咯泡沫痰时，应警惕急性肺水肿，需及时报告医师。遵医嘱及时应用吗啡、强心剂、利尿剂、血管扩张剂，并吸出气管内分泌物。

2. 肺功能不全　应用呼吸机辅助呼吸的病人，若血气分析结果仍表现为肺通气或弥散功能异常，或不能脱离呼吸机者，即为呼吸功能不全，应继续采用呼吸机治疗，并根据血气分析结果，协助调整各项参数或采用呼气末正压通气（positive end-expiratory pressure ventilation，PEEP），同时加强呼吸道管理。

### 六、治疗原则

以手术治疗为主。无症状但有右心房室扩大者应手术治疗。房间隔缺损合并肺动脉高压者应尽早手术。Eisenmenger综合征则是手术禁忌证。

手术方法是在体外循环下切开右心房，直接缝合或修补缺损；近年来开展的导管伞封堵术无须开胸，具有创伤小，术后恢复快的特点，但费用较高。

### 七、护理评估

1. 按中医整体观念，运用望、闻、问、切的方法评估病证、舌象、脉象及情志状态。

2. 评估患者局部和全身症状以及既往病史和生活史。

3. 心理和社会支持状况，如病人对疾病的认知程度；有无心理问题；病人家属对病人的关心程度、支持力度、家庭经济承受能力等。

### 八、一般护理

1. 按外科及本系统疾病一般护理常规执行。

2. 保持病室环境干净、舒适、整洁、安静、温湿度适宜。

3. 卧床休息　嘱病人减少活动量，密切观察其有无心力衰竭、感冒或肺部感染等症状。

4. 加强呼吸道护理

（1）术前：吸氧，以提高肺内氧分压，利于肺血管扩张、增加肺的弥散功能，纠正缺氧。

（2）术后：

1）充分给氧，特别是吸痰前后应增加给氧浓度，以维持充分的氧合状态，防止低氧血症对各主要器官的损害，又能降低肺动脉压。

2）吸痰动作轻柔敏捷，每次吸痰时间小于15秒，以免缺氧。

5. 术后应24小时持续监测心律变化，出现心率过缓或过速、室性期前收缩、房室传导阻滞等应及时通知医师处理。

### 九、健康教育

1. 向病人讲解疾病的相关知识。

2. 术后2周应多休息，预防感染，尽量回避人员聚集的场所，适当的活动，避免做跑跳和过于剧烈的运动，防止造成心脏的负担。

3. 适当补充营养，宜食有营养易消化的饮食，如面片、馄饨、稀饭，以保证充足的蛋白质和维生素的摄入，如瘦肉、鱼、鸡蛋、水果、各种蔬菜，但不要暴饮暴食，宜少量多餐，根据医生要求合理控制出入量。

4. 用药期间遵医嘱应定期到医院检查，观察药物的疗效和毒性、不良反应等，并在医师的指导下根据情况调整用药剂量或停药、换药。

5. 日常生活中注意口腔卫生，牙齿的护理是手术后预防感染性心内膜炎的重要手段。应每半年检查1次，手术后3～6个月不适合治疗牙齿。

# 第三节　室间隔缺损

### 一、概述

室间隔缺损（ventricular septal defect）是指室间隔在胎儿期因发育不全，在左右心室之间形成的异常交通。室间隔缺损引起血液自左向右分流，导致血流动力异常。

### 二、病因和病机

室间隔缺损是由于胎儿期两心室之间的间隔发育异常而导致。近年来研究认为其主要原因与胎儿发育的宫内环境因素、母体情况和遗传基因有关。根据缺损的解剖位置不同，通常分为膜部缺损、漏斗部缺损和肌部缺损三大类。其中以膜部缺损最常见，肌部缺损最少见。绝大多数是单个缺损，偶见多个缺损。室间隔缺损时，左心室血液向右分流，分流量取决于两侧心室间的压力阶差、缺损大小和肺血管阻力。肺动脉压力随右心负荷增大而逐渐增高。早期肺小动脉痉挛，管壁内膜和中层增厚，阻力增加，导致梗阻性肺动脉高压，左至右分流明显减少，后期出现右向左分流，导致 Eisenmenger综合征。

### 三、临床表现

缺损小者无症状，缺损大者在出生2～3个月后即开始出现症状。

（一）症状

1. 胎儿期可反复发生呼吸道感染，甚至左心衰竭，但随着生长发育缺损逐渐缩小，症状亦逐渐减轻；2岁后症状好转，但常见劳累后气促、心悸。

2. 进行性阻塞性肺动脉高压者，幼年即可出现右心衰竭。

（二）体征

1. 心前区轻度隆起。

2. 胸骨左缘第2～4肋间能扪及收缩期震颤，并闻及Ⅲ级以上粗糙响亮的全收缩期杂音。高位漏斗部缺损者，杂音和震颤位于第2肋间。听诊肺动脉区第二音明显亢进；分流量大者心尖部可闻及柔和的功能性舒张中期杂音；肺动脉高压导致分流量减少者，收缩期杂音逐渐减轻，甚至消失，而肺动脉瓣区第二音亢进分裂明显，并可伴随肺动脉瓣关闭不全的舒张期杂音。

3. 发育迟缓和不良。

### 四、诊断

1. 心电图检查　缺损小者心电图正常或电轴左偏；缺损大者左心室高电压、肥大或左右心室均肥大。重度肺动脉高压时，显示双心室肥大、右心室肥大或伴劳损。

2. 胸部X线检查　中度以上缺损时，心影轻度到中度扩大，左心缘向左下延长，肺动脉段突出，肺纹理增多提示因左向右分流使肺血流量增多。重度梗阻性肺动脉高压时，肺门血管影明显增粗，肺外周纹理减少，甚至肺血管影呈残根征。

3. 超声心动图检查　示左心房、左心室内径增大。二维超声可明确缺损大小和部位。多普勒超声证实有左心室向右心室的分流。

### 五、常见并发症

1. 急性左心衰竭　加强观察，当病人表现为呼吸困难、发绀和咯泡沫痰时，应警惕急性肺水肿，需及时报告医师。遵医嘱及时应用吗啡、强心剂、利尿剂，血管扩张剂，并吸出气管内分泌物。

2. 肺功能不全　应用呼吸机辅助呼吸的病人，若血气分析结果仍表现为肺通气或弥散功能异常，或不能脱离呼吸机者，即为呼吸功能不全，应继续采用呼吸机治疗，并根据血气分析结果和医嘱，协助调整各项参数或采用PEEP，同时加强呼吸道管理。

## 六、治疗原则

1. 缺损小，无血流动力学改变者，可暂观察。部分病例可自行闭合。

2. 缺损大、分流量大于50%或伴肺动脉高压的婴儿，应早期在低温体外循环下行心内直视修补术。

3. 严重肺动脉高压、由右向左逆向分流者，即Eisenmenger综合征者禁手术。

## 七、护理评估

1. 按中医整体观念，运用望、闻、问、切的方法评估病证、舌象、脉象及情志状态。

2. 评估患者局部和全身症状以及既往病史和生活史。

3. 观察患者意识、瞳孔、生命体征及神经系体征变化。

4. 了解病人家庭情况。

## 八、一般护理

1. 按外科及本系统疾病一般护理常规执行。

2. 保持病室环境干净、舒适、整洁、安静、温湿度适宜。

3. 卧床休息　嘱病人减少活动量，密切观察其有无心力衰竭、感冒或肺部感染等症状。

4. 加强呼吸道护理

（1）术前：吸氧，以提高肺内氧分压，利于肺血管扩张、增加肺的弥散功能，纠正缺氧。

（2）术后：

1）充分给氧，特别是吸痰前后应增加给氧浓度，以维持充分的氧合状态，防止低氧血症对各主要器官的损害，又能降低肺动脉压。

2）吸痰动作轻柔敏捷，每次吸痰时间小于15秒，以免缺氧。

5. 术后应24小时持续监测心律变化，出现心率过缓或过速、室性期前收缩、房室传导阻滞等应及时通知医师处理。

## 九、健康教育

1. 向病人讲解疾病的相关知识。

2. 适当的活动，可促进先心病患儿的康复。不仅要积极配合医生的治疗，而且孩子出院后要注意心肺功能的恢复，避免做跑跳或过于剧烈的运动，防止造成心脏的负担。

3. 适当补充营养，宜食有营养易消化的饮食，如面片、馄饨、稀饭，以保证充足的蛋白质和维生素的摄入，如瘦肉、鱼、鸡蛋、水果、各种蔬菜，但不要暴饮暴食，宜少量多餐，根据医生要求合理控制饮食的出入量。

4. 按医嘱准确服药，定期检查，观察药物的疗效和毒副反应等，并在医师的指导下根据情况调整用药剂量或换药、停药。

5. 术后注意增强患儿的机体抵抗力，预防上呼吸道感染。注意房间的清洁、定时通风。尽量避免去人多的公共场所，避免与感冒的人群接触，避开吸烟区。

6. 定期复查，一般3个月或半年左右复查一次即可。

# 第四节　法洛四联症

## 一、概述

法洛四联症（tetralogy of Fallot）是包括肺动脉狭窄、室间隔缺损、主动脉骑跨和右心室肥厚在内的联合心脏畸形，是常见的复杂的发绀型先天性心脏病。

## 二、病因和病机

由于胎儿期心脏发育畸形所导致。近年来研究认为其主要原因与胎儿发育的宫内环境因素、母体情况和遗传基因有关。

## 三、临床表现

（一）症状

1. 发绀　由于动脉血氧饱和度降低，新生儿即可发绀，哭的同时更为显著，且随着年龄增大而逐年加重。

2. 气促和呼吸困难　患儿步行后可出现气促，喜爱蹲踞是特征性姿势，蹲踞时发绀和呼吸困难有所减轻。严重患儿常在活动后突然呼吸困难，发绀加重，出现缺氧性昏厥和抽搐，甚至死亡。

（二）体征

1. 多伴发育障碍，口唇、指（趾）甲床发绀，杵状指（趾）。

2. 胸前区心搏增强。

3. 胸骨左缘第2~4肋间能扪及震颤，并闻及Ⅱ~Ⅷ级喷射性收缩期杂音。

4. 肺动脉瓣区第二音减弱或消失，严重肺动脉狭窄者，杂音很轻或无杂音。

## 四、诊断

1. 实验室检查　白细胞计数和血红蛋白增高，且与发绀程度成正比，动脉血氧饱和度降低。

2. 心电图检查　右心室肥大，电轴右偏。

3. 胸部X线检查　心影正常或稍扩大，肺动脉段回陷，心尖变圆，呈靴状心。升主动脉增宽，肺血流量减少，肺血管纹理纤细。

4. 超声心动图检查 二维左心室长轴切面显示升主动脉内径增宽，骑跨于室间隔上方。室间隔的连续性中断，右心室增大，右心室流出道、肺动脉瓣或肺动脉主干狭窄。多普勒超声可见心室水平由右向左分流的血流信号。

5. 心导管检查 显示右心室压力等于或略高于主动脉压力，肺动脉压力低，有时导管可通过缺损进入左心室或升主动脉。

6. 右心造影术 能明确主动脉与肺动脉的位置关系，肺动脉狭窄的部位和程度，肺动脉分支和左心室发育情况。

## 五、常见并发症

低心排血量综合征病人由于术前肺血流量减少和左心室发育不全，术后易出现低心排血量综合征。

## 六、治疗原则

1. 矫治手术 低温体外循环下修补室间隔缺损，解除动脉狭窄。

2. 姑息手术 婴儿期严重缺氧，屡发呼吸道感染和昏厥者，可先行姑息手术，即锁骨下动脉-肺动脉吻合术或右心室流出道补片扩大术，以增加肺循环血流量，改善缺氧，等条件成熟后再作矫治手术。

## 七、护理评估

1. 按中医整体观念，运用望、闻、问、切的方法评估病证、舌象、脉象及情志状态。

2. 评估患者局部和全身症状以及既往病史和生活史。

3. 观察患者意识、呼吸、生命体征及神经系体征变化。

4. 了解病人家庭情况。

## 八、一般护理

1. 按外科及本系统疾病一般护理常规执行。

2. 保持病室环境 干净、舒适、整洁、安静、温湿度适宜。

3. 休息 严格限制病人活动量，注意休息，减少急性缺氧性昏厥的发作。

4. 加强呼吸道管理

（1）术前：为避免病人严重缺氧，给予吸氧，氧流量每分钟4～6L，每日2～3次，每次20～30分钟。改善微循环，纠正组织严重缺氧，必要时遵医嘱输注改善微循环的药物，如低分子右旋糖酐等，并嘱病人适当多饮水。注意保暖，预防呼吸道感染。

（2）术后：给予呼吸机辅助呼吸，并充分供氧。及时吸痰以保持呼吸通畅，严防低氧血症的发生和二氧化碳潴留；吸痰时注意无菌操作，动作轻柔；注意观察痰液的颜色、性质、量以及唇色、胸起伏情况、甲床颜色、血氧饱和度、心率、血压等

（3）拔除气管插管后，应延长吸氧时间3～5日。

5. 低心排血量综合征的预防和护理　低心排血量综合征表现为低血压、心率快、少尿、多汗、末梢循环差、四肢湿冷等。应密切观察其生命体征，外周循环及尿量等，遵医嘱给予强心、利尿药物，并注意保暖。

### 九、健康教育

1. 向病人讲解疾病的相关知识。

2. 适当的活动，可促进先心病患儿的康复。不仅要积极配合医生的治疗，而且孩子出院后要注意心肺功能的恢复，避免做跑跳或过于剧烈的运动，防止造成心脏的负担。

3. 适当补充营养，食有营养、易消化的饮食，如面片、馄饨、稀饭，以保证充足的蛋白质和维生素的摄入，如瘦肉、鱼、鸡蛋、水果、各种蔬菜，但不要暴饮暴食，易少量多餐，根据医生要求合理控制饮食的出入量。

4. 按医嘱准确服药，定期检查，观察药物的疗效和毒性、不良反应等，并在医师的指导下根据情况调整用药剂量或换药、停药。

5. 术后注意增强患儿的机体抵抗力，预防上呼吸道感染。注意房间的清洁、定时通风。尽量避免去人多的公共场所，避免与感冒的人群接触，避开吸烟区。

6. 定期复查，一般3个月或半年左右复查一次即可。

## 第五节　二尖瓣狭窄

### 一、概述

二尖瓣狭窄（mitral stenosis）指二尖瓣膜受损害、瓣膜结构和功能异常所导致的瓣口狭窄。

### 二、病团和病机

二尖瓣狭窄主要是风湿热所致。女性发病率高于男性，儿童或青年时期发生风湿热后，往往在20～30岁之后才出现临床症状。

### 三、临床表现

取决于瓣口狭窄的程度和活动程度。

（一）症状

1. 病人表现为气促、咳嗽、咯血和发绀等。瓣口狭窄面积在2.5cm$^2$左右者，静息时不出现症状；当瓣口面积小于1.5cm$^2$时，病人即可出现症状。气促通常出现在活动时，其轻重程度与活动量大小密切相关：剧烈体力活动、情绪激动、呼吸道感染、妊娠、房颤等均可诱发阵发性气促、端坐呼吸或急性肺水肿。

2. 多见于活动、夜间入睡后或肺血加重时。10%～20%的病人出现咯血。常有心悸、乏力、心前区闷痛等表现。

（二）体征

1. 二尖瓣面容　面颊和口唇轻度发绀。

2. 并发房颤者，脉律不齐；右心室肥大者，心前区可扪及收缩期抬举样搏动；多数病人在心尖部能扪及舒张期震颤。心尖部可闻及第一心音亢进和舒张中期隆隆样杂音；在胸骨左缘第3、第4肋间常可闻及二尖瓣开瓣音；肺动脉区第二心音增强，轻度分裂；重度肺动脉高压伴动脉功能性关闭不全者，可闻及胸骨左缘第2、第3或第4肋间舒张早期高音调吹风样杂音，呼气未减弱，而吸气未增强。

3. 右心衰竭者可表现为肝大、腹腔积液、颈静脉怒张和踝部水肿等。

## 四、诊断

（一）心电图检查

轻度狭窄者心电图正常；中度以上狭窄者表现为电轴右偏、P波增宽、呈双峰或电压增高；肺动脉高压者可出现右束支传导阻滞或右心室肥大；病程长者常示房颤。

（二）X线检查

1. 胸部X线检查　轻度狭窄者无明显异常，而中度、重度狭窄者可见到左心房扩大。肺间质性水肿者表现为肺野下部的横向线条状阴影，称之为Kerley线。长期肺淤血者可出现致密的粟粒形或网形阴影，是肺组织含铁血黄素沉着所致。

2. 食管吞钡检查　可见左房向后压迫食管，心影右缘出现左右心房重叠的双心房阴影，以及二尖瓣型心特征，即主动脉结缩小，肺动脉段隆出，左心房隆起，肺门区血管影纹增粗。

（三）超声心动图检查

1. M型超声心动图　表现为瓣叶活动受限，大瓣正常活动波形消失，代之以城墙垛样的长方波，大瓣与小瓣呈同向活动；左心房前后径增大。

2. 二维或切面超声心动图　可直接显示二尖瓣瓣叶增厚和变形、活动异常、瓣口狭窄、左心房增大。还可判断左心房内有无血栓、瓣膜有无钙化，并估算肺动脉压力增高的程度，排除左心房黏液瘤等情况。

## 五、常见并发症

1. 术后出血　若术后3～4小时内，心包、纵隔引流液呈鲜红色，量＞100ml／h，或有较多血细胞凝集块，伴血压下降、脉搏增快、躁动、出冷汗等低血容量表现，提示有活动性出血的可能，应立即通知医师处理。

2. 感染 遵医嘱应用抗菌药物预防感染。

3. 脑功能障碍 术后密切观察病人的意识、瞳孔、运动和感觉有无异常，若出现神志不清、烦躁和定位体征，提示脑功能障碍的可能，应及时通知医师处理。

## 六、治疗原则

### （一）非手术治疗

无症状或心功能Ⅰ级者，不主张手术。应避免剧烈体力活动，注意休息、控制钠盐摄入和预防感染等，定期（6~12个月）复查；呼吸困难者应减少体力劳动，限制钠盐摄入，口服利尿剂，避免和控制诱发急性肺水肿的因素，如急性感染、贫血等。

### （二）手术治疗

心功能Ⅱ级以上者均宜手术治疗。重度狭窄伴心衰、房颤者，术前应给予强心、利尿纠正电解质失衡等措施，待全身情况和心功能改善后再进行手术。常用手术方法如下。

1. 经皮穿刺球囊导管二尖瓣交界扩张分离术 适用于隔膜型二尖瓣狭窄，尤其是瓣叶活动好、无钙化、心尖部第一心音较脆，有开瓣音、无房颤以及左心房内无血栓者。

2. 闭式二尖瓣交界分离术 适用于单纯性二尖瓣狭窄，估计瓣膜无或少有钙化，发生不到半年，无血栓形成者。但约10%的病人在术后5年内因再度发生狭窄而需再次手术，故该手术目前已很少采用。

3. 直视分离术 需在体外循环下进行。若瓣膜重度纤维化、硬化、挛缩或钙化，病变严重，则需切除瓣膜，行人工瓣膜二尖瓣替换术。

## 七、护理评估

1. 按中医整体观念，运用望、闻、问、切的方法评估病证、舌象、脉象及情志状态。

2. 评估患者局部和全身症状以及既往病史和生活史。

3. 观察患者意识、呼吸、生命体征及神经系体征变化

4. 了解病人家庭情况。

## 八、一般护理

1. 按外科及本系统疾病一般护理常规执行。

2. 保持病室环境干净、舒适、整洁、安静、温湿度适宜。

3. 改善缺氧和促进有效呼吸

（1）休息：减少活动量。

（2）吸氧：气促和呼吸困难者，提供吸氧，以改善缺氧情况。

（3）加强呼吸道护理：术后定时协助病人翻身、拍背，指导其咳嗽咳痰；对留有

气管插管的病人，及时吸痰和湿化气道，以保持气道通畅。

4. 维持有效血容量和改善心功能

（1）密切观察血压、心率、尿量、外周循环和中心静脉压的变化，注意有无血容量不足的表现，一旦发生及时补足。

（2）控制心律失常：根据医嘱，应用控制心律失常的药物。

### 九、健康教育

1. 饮食结构合理，指导患者培养规律的排便习惯。

2. 根据心功能恢复情况逐步增加活动量，注意防寒保暖，避免呼吸道感染。

3. 家属应监测儿童症状，有无气促、发绀、呼吸困难、尿量减少，若发生任何异常情况，应及时就诊。

4. 服用洋地黄类强心药的病人应学会测脉搏；用利尿剂的应测量尿量。

# 第六节　二尖瓣关闭不全

### 一、概述

二尖瓣关闭不全指二尖瓣膜受损害、瓣膜结构和功能异常导致的瓣口关闭不全。

### 二、病因和病机

主要由于风湿性炎症累及二尖瓣所致，半数以上的二尖瓣关闭不全病人常合并二尖瓣狭窄，病因包括：

1. 风湿热所致的心脏瓣膜病。

2. 感染性心内膜炎所致二尖瓣叶赘生物或穿孔。

3. 各种原因所致的腱索断裂／乳头肌功能不全或二尖瓣脱垂等。

### 三、临床表现

病变轻，心脏功能代偿良好者可无明显症状；但病人一旦出现临床症状，病情可在短时间内迅速恶化。

（一）症状

1. 气促　病变重、病程长者出现心悸、乏力和劳累后气促等。

2. 急性肺水肿和咯血　此症状的发生率明显低于二尖瓣狭窄者。

（二）体征

1. 心尖冲动增强，且向左下移位。

2. 心尖部可闻及全收缩期杂音，向左侧腋中线传导；肺动脉瓣区第二音亢进，第三音减弱或消失。

3. 晚期病人出现右心衰竭体征，如肝大和腹腔积液等。

### 四、诊断

1. 心电图检查 轻者可正常，重者出现电轴左偏、二尖瓣型P波、左心室肥大和劳损。

2. X线检查 胸部X线检查示左心房和左心室均明显扩大，钡管X线检查可见食管受压向后移位。

3. 超声心动图检查 M型检查显示二尖瓣大瓣曲线呈现双峰或单峰型，上升和下降速率均增快。左心室和左心房前后径明显增大，左心房后壁出现明显凹陷波。合并狭窄可呈现城墙垛样长方波。二维或切面超声心动图可直接显示心脏收缩时二尖瓣口不能完全闭合。多普勒超声显示舒张期血流湍流，可估计关闭不全的轻重程度。

4. 心导管检查 右心导管检查可显示肺动脉和肺毛细血管压力增高，心排血指数降低。

5. 左心室造影 向左心室内注入造影剂，心脏收缩时可见造影剂反流入左心房，重关闭不全者造影剂反流量多，但左心室排血指数降低。

### 五、常见并发症

1. 呼吸道感染 长期肺淤血易导致肺部感染，可进一步加重或诱发心力衰竭。

2. 心力衰竭 是常见并发症和致死主要原因。

3. 心房颤动 常见于慢性重度二尖瓣关闭不全患者，出现较晚。

4. 感染性心内膜炎。

5. 栓塞 由于附壁血栓脱落而致，脑栓塞最为多见。

### 六、治疗原则

#### （一）非手术治疗

主要为药物强心、利尿、纠正水电解质失衡和心律失常，改善心功能和全身状况，可给予洋地黄制剂、血管扩张剂和利尿剂等。

#### （二）手术治疗

症状明显、心功能受影响、心脏扩大者均应及时在体外循环下实施直视手术。

1. 二尖瓣修复成形术 适用于膜病变轻、活动度较好者，即利用病人自身组织和部分人工代用品修复二尖瓣，以恢复其功能。

2. 二尖瓣替换术 适用于二尖瓣损伤严重、不宜实施修复成形术者。

### 七、护理评估

1. 按中医整体观念，运用望、闻、问、切的方法评估病证、舌象、脉象及情志状态。

    2. 监测心电图、判断心律失常的类型。

    3. 有无排出量减少的症状。

    4. 二便及有无虚症征象。

    5. 中医临床辨证，舌象，脉象及情志状态。

## 八、一般护理

    1. 按外科及本系统疾病一般护理常规执行。

    2. 病室保持清洁，安静，光线柔和，室内空气流通，温湿度适宜。病情较重时减少探视。

    3. 病人平卧位或半卧位，衣着应宽松，盖被不要太厚重，重病人床边应加床档。

    4. 给予低盐，低脂，低热量，高蛋白，高维生素，清淡易消化，避免产气食物，可适当增加新鲜水果，蔬菜的摄入量。忌辛辣，烟酒，咖啡等食品。

    5. 遵医嘱给予氧气吸入。

    6. 保持大便通畅、指导病人正确排便。

    7. 严密观察病情，注意心力衰竭的临床表现。监测心率，心律，血压，血氧饱和度电解质的变化及酸碱平衡。

    8. 遵医嘱给予纠正心功能不全的药物，注意观察和预防药物的副作用。

    9. 做好心理护理，保持稳定的情绪，减轻焦虑。

## 九、健康教育

    1. 向病人或家属讲解疾病的相关知识。

    2. 保持心情愉快，避免不良刺激。

    3. 饮食清淡，禁肥甘味厚。饮食有节，进食勿过饱。

    4. 保持大便通畅。

    5. 季节变化及时增减衣服，避免感染。

    6. 积极治疗原发疾病，坚持遵医嘱服药。

# 第七节　主动脉瓣狭窄

## 一、概述

    主动脉瓣狭窄是由于先天性叶发育畸形或者风湿性病变侵害主动脉瓣致叶增厚粘连，瓣口狭窄。

## 二、病因和病机

主动脉瓣是心脏瓣膜中功能最重要的阀门，它是心脏搏出血液通往全身的门，因此其在人体中发挥重要的功能，一旦主动脉瓣出现狭窄，心脏搏出血液受阻，一则心脏需要用更大的力量，二则心脏搏出的血液量减少，因此会引起全身器官供血不足，其表现为头晕、眼花、乏力、胸痛等症状，严重的甚至引起突发性晕厥、猝死等。

## 三、临床表现

### （一）症状

轻度狭窄者无明显的症状。中度和重度狭窄者可有乏力、眩晕或昏厥、心绞痛、劳累后气促、端坐呼吸、急性肺水肿等症状，还可并发细菌性心内膜炎或猝死。

### （二）体征

胸骨右缘第2肋间能扪及收缩期震颤。主动脉区可闻及粗糙喷射性收缩期杂音，向颈部传导，主动脉瓣区第二音延迟并减弱。重度狭窄者脉搏细小、血压偏低脉压小。

## 四、诊断

1. 心电图检查　示电轴左偏，左心室肥大、劳损，T波倒置、部分人可出现左束支传导阻滞、房室传导阻滞或房颤。

2. 胸部X线检查　早期心影无改变，后期呈现左心室增大，心脏左缘向左向下延长，升主动脉显示狭窄后扩大。

3. 超声心动图　M型检查显示主动脉瓣叶开放、振幅减小，瓣叶曲线增宽，舒张期可呈多线；二维或切面超声图像显示主动脉瓣增厚、变形或钙化，活动度减小和瓣口缩小等。

4. 心导管检查

（1）左心导管检查可测定左心室和主动脉之间的收缩压力阶差，明确狭窄程度。

（2）选择性左心室造影可明确狭窄的瓣口、左心室腔大小以及是否伴有二尖瓣关闭。

## 五、常见并发症

1. 心律失常　10%可发生心房颤动，致左心房压升高和心排血量明显减少，导致严重的低血压、晕厥或肺水肿。主动脉瓣钙化侵及传导系统可致房室传导阻滞；左心室肥厚、心内膜下心肌缺血或冠状动脉栓塞可致室性心律失常。

2. 心脏性猝死　一般发生于先前有症状者，无症状者发生猝死少见。

3. 感染性心内膜炎　不常见，年轻人的较轻瓣膜畸形较老年人的钙化性瓣膜狭窄发生感染性心内膜炎的危险性大。

4. 体循环栓塞　栓子为来自钙化性狭窄瓣膜的钙质或增厚的二尖瓣上的微血栓。

5. 心力衰竭　多为左心衰竭。

## 六、治疗原则

临床上呈现心绞痛，昏厥或心力衰竭者，一旦出现症状，病情往往迅速恶化，在2~3年内有较高的猝死发生率，故应争取尽早施行手术，切除病变的瓣膜，进行人工瓣膜主动脉瓣膜替换术。经心尖或经皮支架瓣膜植入术在近年得到应用，但仅在不适合手术的病人才考虑选用。

## 七、护理评估

1. 按中医整体观念，运用望、闻、问、切的方法评估病证、舌象、脉象及情志状态。

2. 呼吸率，节律，深度，有无气促，是否使用呼吸机。

3. 有无异常心音。

4. 焦虑的程度及其正常的应对机制。

5. 皮肤的颜色，温度，湿度，心率，心律。

6. 舌脉象及精神状态。

## 八、一般护理

1. 按外科及本系统疾病一般护理常规执行。

2. 保持空气清新，环境安静，整洁。

3. 给予清淡易消化，低热量，高蛋白流质饮食，少食多餐。

4. 限制病人活动量，注意观察心率和血压情况，防止心绞痛或晕厥。

5. 呼吸道管理

（1）保持人工气道通畅，定时叩背，及时吸痰，注意无菌操作

（2）观察气管插管深度和双肺呼吸音：固定气管插管，测量气管插管距门齿的距离并做好标记，防止其滑进或脱出；若双侧呼吸音强弱不等，常见原因是气管插管过深进入侧支气管、痰多、肺不张等，应通知医师及时查找原因并及时处理。

（3）定时监测血气分析结果，根据病人的生命体征和血气情况，随时调整呼吸机的参数。

（4）遵医嘱适当给予镇静剂、肌肉松弛剂、止痛剂。

（5）尽早拔除气管插管，拔管后加强雾化吸入、叩背、促进咳嗽排痰，并加强呼吸功能锻炼。

6. 心排出量减少的观察和护理

（1）密切观察心率、心律、血压、尿量、中心静脉压的变化，并监测心电图，注意有无血容量不足、心律失常的表现，一旦发生，遵医嘱及时补充血容量，并纠正心律失常。

（2）保持引流通畅：对放置的心包、纵隔、胸腔引流管，每2小时挤压1次，记录每小时引流量和24小时引流总量，若单位时间内突然引流量减少，且有中心静脉压升高、血压下降，提示心包引流不畅、心脏压塞，应立即通知医师并协助处理。

7. 术后并发症的预防和护理

（1）出血的预防和护理：术后严密观察病情变化，测血压、脉搏、中心静脉压等，分析有无出血所致血容量不足和心脏压塞等现象。

（2）严密观察术后病人应用抗凝药物的情况，并做好服药指导：①按时按量服药。②注意饮食对抗凝药物的影响。③加强自我监测，如有皮肤青紫瘀斑、牙龈出血等现象应及时就医。

（3）注意观察病人的瞳孔、神志和肢体情况，及时发现脑栓塞、脑出血征象，并通知医师及时处理。

## 九、健康教育

1. 向病人或家属讲解疾病的相关知识。
2. 采取合适的体位，注意休息，避免劳累。
3. 注意安全防护，防止坠床，摔倒等意外发生。
4. 注意保暖，预防感染。
5. 饮食给予低盐，低脂，清淡，易消化食物，少量多餐。
6. 给予酒精湿化的氧气时间不宜过长，以免引起酒精中毒。
7. 嘱家属要多陪伴和安慰病人，解除病人紧张和恐惧心理。
8. 保持病人皮肤清洁，干燥，每日用温水擦洗。
9. 保持床铺干燥，平整，清洁。

# 第八节　主动脉瓣关闭不全

## 一、概述

主动脉瓣关闭不全是主动脉瓣叶结构异常，导致瓣叶不能严密对合。

## 二、病因和病机

主要的血流动力学改变是舒张期血液自主动脉反流入左心室，左心室容量负荷逐渐增多，左心室舒张容积增加，心室肌离心性增生肥厚，左心室扩大，病情进一步发展出现左室舒张（末）压升高，引起左心房压也逐渐升高，肺静脉回流受阻，导致肺瘀血、肺水肿，从而出现左心衰竭表现，如呼吸困难等。舒张期主动脉血反流入左心室使左心室舒张末容积增加，收缩期搏出量增加，收缩压增加，脉压差增加，最后出现舒张压下降，心肌供血不足，出现劳力性心绞痛症状。主动脉瓣关闭不全病人表现为左心室容量负荷和压力负荷均增加。

### 三、临床表现

1. 急性主动脉瓣关闭不全　急性左心衰和肺水肿。
2. 慢性主动脉瓣关闭不全

（1）左心室功能代偿期：可无任何症状，严重关闭不全者有心悸、胸部冲撞感及心尖部搏动感。

（2）左心室功能失代偿期：体力活动后乏力或疲倦，劳累性呼吸困难，劳力性心绞痛。严重左心功能减退可有明显的活动后乏力、呼吸困难，甚至端坐呼吸和夜间阵发性呼吸困难。

### 四、诊断

临床诊断主要是根据典型的舒张期杂音和左心室扩大，超声心动图检查可明确诊断。

### 五、常见并发症

1. 心绞痛　因为舒张压降低，冠状动脉供血不足，部分患者会出现心绞痛症状。
2. 心力衰竭　晚期心脏发生离心性肥大后出现，是晚期常见并发症和致死原因。
3. 呼吸道感染　由长期慢性肺瘀血引起。
4. 瓣膜相关并发症。

### 六、治疗原则

人工瓣膜置换术是治疗主动脉瓣关闭不全的主要手段，应在心力衰竭症状出现前施行。

### 七、护理评估

1. 按中医整体观念，运用望，闻，问，切的方法评估病证、舌象、脉象及情志状态。
2. 心功能及有无心衰。
3. 劳累后有无气急，咯血和咳嗽，有无胸痛，心悸，头昏和疲乏。
4. 有无细菌性心内膜炎和风湿活动症状。
5. 对手术相关知识的了解程度和对手术的耐受能力。

### 八、一般护理

1. 按外科及本系统疾病一般护理常规执行。
2. 保持空气清新，环境安静，整洁。

3. 术前护理

（1）提供低盐，低脂，高蛋白，高维生素饮食。少食多餐，鼓励多进食蔬菜水果。便秘者可遵医嘱口服缓泻药。

（2）卧床休息，充足睡眠，术前晚给予安眠药。

（3）有呼吸困难者，给予吸氧，以供应脑部与心脏充足的氧气，预防组织缺氧。

（4）正确服用利尿剂和洋地黄，观察用药后的反应。术前3天停用洋地黄，β阻断剂类药，以预防术后心脏传导阻滞。

（5）练习深呼吸及有效咳嗽，预防术后肺不张。

（6）进入手术室前可在尾部贴褥疮贴，以预防术中因低温，手术时间过长使皮肤受损。

（7）告知手术相关知识，解除病人恐惧心理。

4. 术后护理

（1）全麻清醒，血压稳定后可取半卧位。

（2）保持病房的安静，保证病人病情稳定，遵医嘱给予镇痛药。

（3）气管插管拔出后可给予清淡的流质饮食，逐步过渡到软食，应低热量，低盐，高蛋白，高维生素，适当限水，少刺激。

（4）观察：术后连续监测心电图3~4日，观察心律的变化；观察呼吸的频率和幅度；气管插管拔除后是否有呼吸窒迫的征象；定时监测血钾，以观察补钾的效果；以及引流管是否通畅，颜色，性质，量；有无急性左心衰，肺水肿，急性肾衰竭，出血，低心排综合征等术后并发症的发生。

（5）做好呼吸道，口腔，皮肤黏膜的护理。

（6）保持大便通畅，避免用力憋气。

## 九、健康教育

1. 注意休息，避免体力劳动半年到1年。

2. 防止感冒，衣着保暖，防止受凉，少到公共场所。

3. 注意饮食营养及卫生，禁烟酒，少盐，忌辛辣刺激的食物。

4. 讲解心理因素与疾病康复的关系和重要性，学会调节情绪的方法，如赏花阅读等。

5. 告知换瓣后病人需长时间服强心、利尿、补钾、抗凝药物。

6. 出院后定期复查，根据检查结果调整抗凝剂。

# 第九节 冠状动脉粥样硬化性心脏病

## 一、概述

冠状动脉粥样硬化性心脏病简称冠心病，是由于冠状动脉粥样硬化病变，引起冠状动脉管腔狭窄或阻塞，导致心肌供血不足或缺氧所引起。主要侵及冠状动脉主干及其近端分支，左冠状动脉的前降支和回旋支的发病率高于右冠状动脉。此病多见于中老年人群，男性发病率和死亡率均明显高于女性。

## 二、病因

病因尚未完全明确，主要的危险因素有血脂增高或异常，血压增高、吸烟、糖尿病等；次要的危险因素包括肥胖，从事体力活动少而脑力活动紧张，进食高热量和高动物脂肪以及遗传因素。

## 三、临床表现

### （一）症状体征

1. 心绞痛 轻者无症状，重者冠状动脉血流量可减少到只能满足静息时的心肌需氧量，但在情绪激动、体力劳动或饱餐等情况下，则可因心肌需氧量增加而引起，甚至加重心肌供血供氧不足的表现，从而出现心绞痛等症状。

2. 心肌梗死 突发的剧烈、持续心前区疼痛，可伴有恶心、呕吐、大汗、发热、心律失常、发绀、血压下降、休克、心力衰竭或心室壁破裂等，有较高的死亡率。

3. 室间隔缺损 发生过心肌梗死者，即陈旧性心肌梗死病人，因坏死心肌被瘢痕组织代替，病变的心室壁薄弱，日后可形成室壁瘤。若病变累及乳头肌或腱索坏死断裂，即可并发二尖瓣关闭不全。若病变累及室间隔，可因穿孔而导致室间隔缺损。

4. 心功能不全 心肌可因长期缺血缺氧而发生广泛变性和纤维化，引起心肌扩张，临床出现一组以心功能不全为主的综合征。包括心脏增大、心力衰竭和心律失常，称之为缺血性心肌病，预后较差。

### （二）常见证型

1. 心血瘀阻 心胸疼痛较剧，如刺如绞，痛有定处，甚则心痛彻背，背痛彻心，或痛引肩背，伴有胸闷，舌质暗红、紫暗，或有瘀斑，舌苔薄，脉弦涩或结代。

2. 气阴两虚 心胸隐痛，胸闷气短，面色苍白，易出汗，头晕，口干，盗汗，颜面潮红，脉细数或结代。

3. 心肾阳虚 心悸而痛，胸闷气短，神疲怯寒，遇冷则心痛加剧，肢冷，面色苍白，自汗，舌质淡胖，苔白或腻，脉沉细迟。

## 四、诊断要点

根据典型的发作性胸痛，结合年龄和存在的冠心病危险因素，除外其他原因所致的心绞痛，一般即可建立诊断。诊断仍有困难者，可考虑做动态心电图，冠状动脉造影等。

## 五、常见并发症

1. 心律失常和心肌梗死。
2. 预防出血和血栓形成。
3. 急性肾衰竭。

## 六、治疗原则

（一）非手术治疗

1. 药物治疗　主要目的是缓解症状、减缓冠脉病变的发展。目前常用的药物有：

（1）防栓药物（阿司匹林口服，一般剂量为每天50～100mg），可抑制血小板聚集，避免血栓形成。

（2）硝酸酯类药物（硝酸甘油，舌下含服，每次0.3～0.6mg），可扩张血管，改善心肌供血。

（3）β阻滞剂（美托洛尔，口服，每日100mg），可减缓心肌收缩力降低心肌耗氧。

（4）调脂治疗（辛伐他丁，口服，每日10～20mg），可降低血脂。

（5）钙离子拮抗剂（合心爽，口服，每6～8小时30～60mg），可抑制血管痉挛。

2. 介入治疗　主要包括经皮冠状动脉腔内成形术（percutaneous transluminal coronary angioplasty，PTCA）；有时还在病变部位放入冠状动脉内支架，即支架置入术。该治疗技术是通过应用心导管技术，在冠状动脉造影的基础上经皮穿刺血管，将导管送达冠状动脉并以球囊扩张狭窄的病变部位，达到解除狭窄、增加血供和使闭塞的冠状动脉再通的目的。介入治疗主要适用于单支或局限性血管病变，以及急性心肌梗死时。

（二）手术治疗

主要通过冠状动脉旁路移植手术（搭桥）为缺血心肌重建血运通道，以改善心肌供血、供氧，缓解和消除心绞痛等症状，改善心肌功能，延长寿命。

1. 手术适应证

（1）经内科治疗心绞痛不能缓解，影响生活和工作，经冠状动脉造影显示冠状动脉主干或主要分支明显狭窄，但狭窄远端血流通畅者。

（2）左冠状动脉主干狭窄和前降支狭窄者。

（3）虽然心绞痛不严重，但冠状动脉主要分支，如前降支、回旋支和右冠状动脉有两支以上明显狭窄者。

2. 手术方式

（1）冠状动脉旁路移植手术，即取一段自体的大隐静脉，将静脉的近心端和远心端分别与狭窄段远端的冠状动脉分支和升主动脉作端侧吻合术，以增加心肌的血液供应。

（2）胸廓内动脉与狭窄段远端的冠状动脉分支端侧吻合术。

（3）对于有多根或多处冠状动脉狭窄者，可实施单根大隐静脉或胸廓内动脉与邻近的数处狭窄血管做贯序或蛇形端侧和侧侧吻合术。

## 七、护理评估

1. 按中医整体观念，运用望、闻、问、切的方法评估病证、舌象、脉象及情志状态。

2. 有无心绞痛及心绞痛的类型。

3. 心电图改变ST段呈水平型或下斜型压低大于或等于1mm，或ST段急性抬高大于或等于2mm，T波低平或倒置，出现病理性Q波。

4. 疲乏无力、呼吸困难。

5. 全身营养状况，有无其他并发症。

6. 心理状态，对于手术相关知识的了解程度。

## 八、一般护理

（一）术前护理

1. 心理护理　向患者讲解疾病的相关知识，消除恐惧心理。并讲解手术时麻醉为气管插管全麻，麻醉清醒时气管插管有点难受要忍耐，术后会放置胸腔引流管，导尿管以及桡动脉测压管和中心静脉置管等及各种管道的作用和放置的时间，使患者理解和取得配合，以免术后醒来产生恐惧。

2. 饮食准备　给予高维生素，低热量，低盐低脂，适量蛋白质，易消化的清淡饮食，少量多餐，避免过饱，多食新鲜蔬菜，水果，保持大便通畅。

3. 一般护理　加强营养，积极治疗并发症，根据患者身高，体重计算每日所需热量，制定营养食谱，严密监测血糖，尿糖，控制心率，血压至最佳水平。

4. 常规准备　指导患者做腿部运动，锻炼下肢肌肉，练习床上大小便，教会患者有效的咳嗽及深呼吸的方法。术前一天手术区备皮，术前禁食12小时，禁水6~8小时，术前晚给予中药通腑合剂400ml灌肠，备血。术前晨给予吗啡5mg，东莨菪碱10mg，阿托品0.5mg肌肉注射作为术前麻醉。按全麻术后护理备好呼吸机，吸引器，氧气装置，心电监护仪及血气分析仪等。

（二）术后护理

1. 呼吸系统监护 术后 患者以呼吸机辅助呼吸，在使用呼吸机时，要经常检查管道连接情况，防止接管脱落，移位。注意观察呼吸机各项参数。当病人神志清醒，肌力恢复正常，可考虑拔除气管插管。早期插管有许多益处，可改善静脉回流，降低右心后负荷，增加左心室充盈，从而增加心排血量。拔管后床头抬高30°，给予面罩或鼻导管吸氧，鼓励病人咳嗽，咳痰，做深呼吸，定时协助病人翻身，叩背，可给予氨溴索30mg雾化吸入，每日3次。

2. 循环系统的监护 术 后密切观察生命体征，中心静脉压，血容量及电解质的变化，维持正常体温及尽快恢复末梢循环，可使心肌耗氧量降低，术后早期积极复温，注意保暖，体温高于38℃及时采取降温措施，用冰敷或物理降温。严密观察心率、心律及QRS波形的变化。有创动脉血压监测，动脉压是循环功能监测的重要指针，血压维持在16／10.7kPa左右。维持水、电解质及酸碱平衡。定时测量血气分析。

3. 管道护理 术后保持心包及胸腔闭式引流通畅，每隔30～60分钟挤压引流管次，以防血凝块堵塞，并观察引流液的颜色、性质，量及波动情况，发现异常及时处理。尿量与循环状态密切相关，保持尿量每小时≥30ml，术后早期尿量偏多，有利于排出体内过多的晶体成分，对患者有利，但多尿会引起血容量不足，注意补充血容量。

4. 患肢的护理 冠状动 脉搭桥术患者手术中需截部分大隐静脉，术后使用弹力绷带包扎、以防止下肢静脉栓塞，并给予抬高患肢15°～30°，以利于血液循环，还应观察末梢皮肤色泽，温度及肿胀情况，术后第2天可以间断的活动患肢，防止血栓形成。

5. 饮食的护理 术后加 强营养，少食动物脂肪及高胆固醇类食品，要适量摄入一些植物蛋白食物，避免辛辣刺激性食物，多食新鲜蔬菜瓜果等，禁烟酒，避免剧烈运动或外伤引起出血，避免心脏负担过重，增加心肌耗氧而诱发心肌梗死，糖尿病患者要严密控制血糖，合理使用降糖药物，鼓励患者养成良好的饮食习惯。

## 九、症状和证候施护

（一）心血瘀阻

1. 监护室内环境应舒适，整洁，温度适宜，合理安排休息，顺应四季的气候变化。

2. 饮食忌寒凉及油腻，多食桃仁粥、木耳汤等行气活血食品。

3. 保持大便通畅，勿用力排便，避免心阳暴脱。

4. 常用汤剂为血府逐瘀汤，宜温服。

5. 嘱病人早晚用温水（40～50℃）泡脚1次，每次10～20分钟，可活血化瘀、通络止痛。

6. 保持心情舒畅，防止思则气结。

（二）气阴两虚

1. 室内空气流通清新，通风良好。保证充足睡眠，注意休息，减少活动。

2. 多食参芪粥、山药粥等益气养阴之品，忌食伤胃亏肺、易生浊的生冷食物，少食多餐，不宜过饱。

3. 汤药常用参脉散合人参养荣汤，宜温服。

4. 密切观察脉率、脉律，发现脉结代或促脉要立即报告医师进行处理。

（三）心肾阳虚

1. 注意保暖，避免冷刺激。

2. 饮食给予高蛋白、高热量易消化的温补之品，少食过冷、过酸及油腻食物。

3. 水肿病人要详细记录出入量。

4. 多关心体贴病人，使其精神宁静，乐观愉快，忌过分惊喜，以免诱发心绞痛。

## 十、健康教育

1. 向病人讲解疾病相关知识。

2. 手术健康教育

（1）各种检查的必要性及注意事项。

（2）训练床上大小便。

（3）练习深呼吸训练，有效咳嗽咳痰，腹式呼吸。

（4）介绍术后监护环境及各种仪器可能造成的干扰。

（5）各种管道的重要性及可能造成的不适以及如何克服。

（6）早期活动的方法及意义。

（7）保持大便通畅，预防便秘。

（8）戒烟酒的意义。

3. 保持心情愉快，缓解精神压力。避免情绪激动和过度劳累，如观看刺激的电视、电影节目，体育比赛，工作压力过大等。

4. 加强营养，合理饮食，进食低脂、低胆固醇、高纤维素饮食，戒烟酒。

5. 术后1年内避免重体力劳动、剧烈运动、外伤等意外情况的发生。合理安排活动与休息，运动量以不感心慌、呼吸困难为度。

6. 养成规律的排便习惯，以防便秘。

7. 遵医嘱用药，如有异常及时就医。

8. 自我监测尿量、自觉症状，定时监测血压、血糖、血脂，定期复诊。

## 十一、药膳食疗方

1. 韭白粥　韭白30g，粳米100g。韭白洗净，硬米淘净。韭白、粳米放入锅内，加清水适量，用武火烧沸后，转用文火煮至米烂成粥。每日两次，早、晚餐食用。

2. 玉米粉粥　玉米粉50g，粳米100g。粳米洗净，玉米粉放入大碗内，加冷水调稀。粳米放入锅内，加清水适量，用武火烧沸后，转用文火煮至米九成熟，将玉米粉糊倒入，边倒边搅，继续用文火煮至玉米烂成粥。每日两次，早、晚餐食用

3. 木耳烧豆腐　黑木耳15g，豆腐60g，葱、蒜各15g，花根1g，辣椒3g，菜油适量。将锅烧热，下菜油，烧至六成热时，下豆腐，煮十几分钟，再下木耳翻炒，最后下辣椒、葱、蒜等调料，炒匀即成。

4. 芹菜红枣汤　芹菜根5个，红枣10个，水煎服，食枣饮汤。每日2次

5. 山楂玉面粥　红山楂5个，去核切碎，用蜂蜜1匙调匀，加在玉米面粥中服食。每日服1～2次。

6. 海带粥　水发海带25g，与米同煮粥，加盐、味精、麻油适量，调味服食。每日早晨服食。

7. 菊花山楂饮　菊花、生山楂各15～20g，水煎或开水冲浸，每日1剂，代茶饮用。

8. 柠檬玉米面粥　柠檬1个，切成片，用蜂蜜3匙渍透，每次5片，加入玉米面粥内服食。每日服2次。

9. 海藻黄豆汤　昆布、海藻各30g，黄豆150～200g，煮汤后加适量调味品服食，适用于冠心病并高脂血症、高血压者食用。

10. 大蒜粥　紫皮蒜30g，置沸水中煮1分钟后捞出蒜瓣，再将粳米100g煮粥，待粥煮好后，将蒜再放入粥中略煮。可早晚食用。

# 第十节　主动脉夹层

## 一、概述

主动脉内膜和中层弹力膜发生撕裂，血液进入主动脉壁中层，顺行（或）逆行剥离形成壁间假腔，称为主动脉夹层。发生机制不明，好发危险因素为主动脉中层囊性坏死或退变，遗传性结缔组织疾病、先天性二叶主动脉瓣、动脉炎、动脉瘤、高血压、动脉粥样硬化或医源性损伤等。本病发生率为0.5～2.95／（10万人·年），中老年居多，男性高于女性。

## 二、病因

1. 动脉粥样硬化、高血压。

2. 动脉中层囊性坏死。

3. 马方综合征。

4. 主动脉缩窄、大动脉炎。

5. 外伤及梅毒。

西方国家以高血压为主，国内多为先天性中层发育不良，如马方综合征等，但近年来动脉硬化、高血压的比例逐渐增高。

### 三、临床表现

急性期90%病人有前胸、后背或腹部突发性剧烈疼痛，疼痛可沿大动脉走行方向传导和转移，75%病人伴有高血压和心动过速，病人多烦躁不安、大汗淋漓，需与心绞痛、心肌梗死和肺动脉栓塞症相鉴别。

### 四、诊断

急起剧烈胸痛、血压高、突发主动脉瓣关闭不全、两侧脉搏不等或触及搏动性肿块应考虑此症。胸痛常被考虑为急性心肌梗死，急性心肌梗死是指冠状动脉急性闭塞，血流中断，所引起的局部心肌的缺血性坏死，临床表现可有持久的胸骨后疼痛、休克、心律失常和心力衰竭，并有血清心肌酶增高以及心电图的改变。但心肌梗死时胸痛开始不甚剧烈，逐渐加重，或减轻后再加剧，不向胸部以下放射，用止痛药可收效，伴心电图特征性变化，若有休克则血压常低，也不引起两侧脉搏不等，以上各点足以鉴别。

近年来各种检查方法对确立主动脉夹层有很大帮助，超声心动图、CT扫描、磁共振均可用以诊断，对考虑手术者主动脉造影仍甚必要。

### 五、常见并发症

1. 出血 心率增快、中心静脉压及血压下降等休克症状。

2. 神经系统并发症 昏迷、苏醒延迟、定向力障碍、抽搐、偏瘫、双下肢肌力障碍。

3. 急性肾衰竭 大多都经过少尿期、多尿期、恢复期3个阶段。少尿期：24小时内尿量少于400ml或每小时少于17ml，全身水肿、肺水肿、脑水肿、充血性心力衰竭、高血钾、低血钠、低血钙、高血镁、代谢性酸中毒。肌酐、尿素氮迅速升高。处理原则：利尿、碱化尿液，维持良好血流动力学状况，纠正水电解质、酸碱失衡，禁用肾毒性药物，记录每小时出入量，监测功能变化。必要时血液滤过或血液透析。

4. 血栓栓塞 栓塞远端肢体出现疼痛、麻木、皮肤颜色苍白、皮温降低等栓塞症状，心房血栓脱落时，患者可出现呼吸困难的表现，应立即查明是否有肺栓塞的出现，处理原则：严密监测，发现异常及时报告医生，遵医嘱正确使用抗凝血药物和解除血管痉挛药物，积极做好手术准备。

### 六、治疗原则

主动脉夹层急性期应迅速给予镇定、止痛、持续监护和支持治疗，使用药物控制血压、心率，防止夹层继续扩展和主动脉破裂。急性和亚急性期 Stanford A 型主动脉夹层应积极地施行手术治疗。急性 Stanford B 型主动脉夹层手术治疗的并发症发生率和死亡率高，手术治疗与内科药物治疗的效果大致相同，应首先内科治疗，内科治疗下高血压难以控制，疼痛无法缓解，出现夹层动脉瘤或主动脉破裂征象应采用介入治疗或杂交治疗。介入治疗临床成功的标准为完全封闭破口，无明显内漏和严重并发症，假腔消失或血栓形成，较之外科手术具有创伤小、成功率高、恢复快，并发症少等优点。

## 七、护理评估

1. 按中医整体护理观念，运用望、闻、问、切的方法评估病证、舌象、脉象及情志状态。

2. 全身营养状况，有无其他并发症。

3. 心理状态，对于手术相关知识的了解程度。

## 八、一般护理

### （一）术前护理

1. 焦虑、恐惧　与患者对环境陌生、担心手术效果、术后预后、术后并发症及缺乏心理准备、缺乏家庭支持有关。

2. 舒适的改变　与疼痛有关。

3. 气体交换受损　与肺部渗出增多、无菌性炎症有关。

4. 活动无耐力　与心脏功能不全有关。

5. 自理能力下降　与活动受限有关。

6. 有动脉瘤破裂的危险　与高血压升高、心率快、情绪激动、便秘等有关。

7. 潜在并发症　心脏压塞、左侧胸膜腔积液、腹膜后血肿、休克、左心衰、心肌缺血、心肌梗死、周围动脉阻塞、脑供血不足、昏迷、偏瘫、截瘫、消化道出血、肾功能损害、肾性高血压等。

### （二）术后护理

1. 限制活动、卧床休息　主动脉夹层动脉瘤起病急、病情重、死亡率高，故入院后给予加强重症监护，绝对卧床休息。提供患者安静、舒适的环境，减少不良刺激。持续监测血压、心率和血氧饱和度。

2. 控制血压　用微量泵持续输入硝普钠，从小剂量开始逐渐增加。测量并记录血压的变化，维持血压在（100～130）/（70～80）mmHg。防止血压升高增加主动脉的负担，使主动脉中层营养血管处于痉挛收缩状态。

3. 控制心率　心率快使用美托洛尔、艾司洛尔治疗，使心率维持在60～100次／分钟，以减少每分钟对主动脉壁的冲击次数。

4. 镇痛　给予哌替啶、吗啡、地西泮、曲马朵止痛镇静，吸氧，使患者卧床休息。并注意应用止痛剂的效果。若疼痛骤然减轻，提示血肿破入血管腔。

5. 病情观察　密切监测生命体征、心电图、血氧饱和度、双下肢足背动脉搏动情况、双下肢皮肤颜色及温度，注意是否有血栓形成。患者是否出现腰疼、血尿、少尿、无尿及肌、尿素氮等变化情况。若出现恶心、呕吐、呕血、便血、腹痛等消化道症状，立即给予置胃管持续胃肠减压，观察引流的胃液颜色、量。

6. 避免可能的诱发因素　预防瘤体破裂，绝对卧床休息，避免各种引起腹内压和血压增高的因素发生，如屏气、用力排便、头低位、呛咳、进食过饱，给患者创造一个良好空间。使用通便药使患者排便通畅；饮食中含有足够的纤维，多食新鲜的蔬菜和水果，少量多餐；加强生活护理。

7. 心理护理　使其有充分的思想准备和信心，消除或减轻焦虑心理。嘱病人卧床休息，使其了解限制活动的意义与必要性。详细讲解降压、镇痛、保持大便通畅的重要性，解释手术的必要性、手术方式、注意事项及术后可能出现的并发症。

## 九、健康教育

1. 饮食　饮食规律，少食多餐，进食优质高蛋白、高维生素、高纤维素、低脂易消化食物。忌刺激性食物、忌易胀气食物、忌烟酒。

2. 活动　根据自我感觉逐渐增加活动量，以活动后无心累气紧，自我感觉良好为度。术后6～8周不拉、不提重物，从而使胸骨有足够的时间愈合。术后3个月内避免剧烈活动或重体力劳动。

3. 用药指导　人造血管置换患者需进行针对性短期抗凝3个月，主动脉替换患者为防止血栓栓塞，需终身抗凝。告知患者药物药名、剂量、浓度、用药时间、药理作用及不良反应。注意有无出血倾向、监测PT、APTT、INP值随时调整华法林剂量

4. 复查　定期门诊复查。复查内容包括查体、心脏彩超、CT和PT、APTT、INP值。

5. 其他　保持良好心态，情绪稳定，劳逸结合。保持稳定的血压、保持大小便通畅。

## 十、食疗

1. 多吃燕麦，经常食用燕麦可改善神经的总体状况。切碎的燕麦草在温水中冲泡2分钟并过滤后就是一种补品，一天喝1～4g，若要减轻皮肤瘙痒，用细棉布包燕麦片挂在喷头下，用冲过燕麦片的水洗澡。

2. 药草茶　一杯沸水冲入2茶匙贯叶连翘，并浸泡10分钟可用于止痛，一天应喝3次。

# 第三章 呼吸系统疾病

## 第一节 急性感染性喉炎

急性感染性喉炎（acute infectious laryngitis）为喉部黏膜弥漫性炎症，好发于声门下部，又称急性声门下喉炎。春、冬二季发病较多，常见于1~3岁幼儿，男性发病较多。

### 一、临床表现

典型病例有短期（数天）咳嗽、鼻卡他症状和低热等症状。随后发展成典型的症候群：声音嘶哑、犬吠样咳嗽和吸气性喉鸣。症状常以夜间为重，并在第2~3天夜间达高峰。多继发于上呼吸道感染，也可为急性传染病的前驱症状或并发症。可有不同程度的发热，夜间突发声嘶、犬吠样咳嗽和吸气性喉鸣；咽喉部充血，声带肿胀，声门下黏膜呈梭状肿胀，以致喉腔狭小发生喉梗阻；呈吸气性呼吸困难，鼻翼扇动，吸气时出现三凹征；面色发绀，有不同程度的烦躁不安。白天症状较轻，夜间加剧（因入睡后喉部肌肉松弛，分泌物潴留阻塞喉部，刺激喉部发生喉痉挛）。少数患儿有呛食现象，哺乳或饮水即发呛，吃固体食物呛咳较轻。

为了便于观察病情，掌握气管切开的时机，按吸气性呼吸困难的轻重将喉梗阻分为四度：

1. 一度喉梗阻　患儿在安静时如常人，只是在活动后才出现吸气性喉鸣和呼吸困难。胸部听诊，呼吸音清楚。如下呼吸道有炎症及分泌物，可闻及啰音及捻发音，心率无改变。

2. 二度喉梗阻　患儿在安静时也出现喉鸣及吸气性呼吸困难。胸部听诊可闻喉传导音或管状呼吸音。支气管远端呼吸音降低，听不清啰音。心音无改变，心率较快，120~140次/分。

3. 三度喉梗阻　除二度梗阻的症状外，患儿因缺氧而出现阵发性烦躁不安，口唇及指（趾）发绀，口周发青或苍白。胸部听诊呼吸音明显降低或听不见，也听不到啰音。心音较钝，心率在140~160次/分以上。

4. 四度喉梗阻　经过呼吸困难的挣扎后，渐呈衰竭，半昏睡或昏睡状态，由于无力呼吸，表现暂时安静，三凹征也不明显，但面色苍白或发灰。此时呼吸音几乎全消失，仅有气管传导音。心音微弱极钝，心率或快或慢，不规律。

## 二、诊断及鉴别诊断

小儿急性喉炎发作快，有其特殊症状，声嘶、喉鸣、犬吠样咳嗽、吸气性呼吸困难，一般诊断无困难，但应与白喉、急性膜性喉炎、喉水肿、喉痉挛、急性会厌炎、喉或气管异物等婴幼儿喉梗阻相鉴别。

## 三、治疗

小儿急性喉炎病情发展快，易并发喉梗阻，应及时治疗。使用抗生素及肾上腺皮质激素治疗，疗效迅速良好。

### （一）给氧

缺氧或发绀患儿应给氧，以缓解缺氧。

### （二）肾上腺皮质激素疗法

激素有抗炎、抗病毒及控制变态反应的作用，治疗喉炎效果良好，用量要大，否则不易生效。凡有二度以上喉梗阻均用激素治疗。常用泼尼松、地塞米松或氢化可的松；病情较轻者，可口服泼尼松1～2mg/kg，每4～6小时1次。一般服药6～8次后，喉鸣及呼吸困难多可缓解或消失，呼吸困难缓解后即可停药。二度以上喉梗阻者可用地塞米松0.1～0.3mg/kg或0.6mg/kg，或氢化可的松5～10mg/kg静脉滴注，共2～3天，或甲泼尼龙，至症状缓解。

### （三）镇静剂

急性喉炎患儿因呼吸困难、缺氧，多烦躁不安，宜用镇静剂，如异丙嗪每次1～2mg/kg，有镇静和减轻喉头水肿的作用。氯丙嗪则使喉肌松弛，加重呼吸困难，不宜使用。

### （四）雾化吸入

现多用雾化泵雾化吸入，将布地奈德吸入溶液1～2mg加入雾化器中，雾化吸入后加速喉部炎症及水肿的消退，并稀释分泌物。另外，可用肾上腺素雾化吸入，可有效减轻呼吸道梗阻。剂量为0.5mg，用2.5mL生理盐水稀释，此种溶液可按需给予，严重病例甚至可持续给药。

### （五）直接喉镜吸痰

三度呼吸困难患儿，由于咳嗽反射差，喉部或支气管内有分泌物潴留，可在直接喉镜下吸出，除去机械性梗阻，减轻因分泌物刺激所引起的喉痉挛，多可立即缓解呼吸困难。在进行直接喉镜检查吸痰的同时，还可喷雾1%～3%的麻黄碱和肾上腺皮质激素，以减轻喉部肿胀，缓解呼吸困难。吸痰后，应严密观察病情变化，必要时进行气管切开术。

## （六）抗生素疗法

急性喉炎病情进展迅速，多有细菌感染，应及早选用适当足量的抗生素控制感染。常用者为青霉素、头孢菌素、红霉素和交沙霉素等。一般患儿，用一种抗生素即可。病情严重者可用两种以上抗生素。应取咽拭子做细菌培养及药物敏感试验，以选用适当抗生素。

## （七）气管切开术

四度呼吸困难者，应立即行气管切开术抢救。三度呼吸困难经治疗无效者也应做气管切开。

## （八）其他对症疗法

体温高者，应用物理或药物降温。进流质或半流质易消化食物，多饮水，必要时输液。中毒症状重者，可输全血或血浆。痰黏稠干燥者用雾化吸入。

# 第二节　重症肺炎

重症肺炎（infantile pneumonia）是危害小儿健康，威胁小儿生命的常见病、多发病，是婴幼儿时期主要死亡原因。小儿重症肺炎除呼吸系统症状体征外，常并发心力衰竭、呼吸衰竭、休克、弥散性血管内凝血、中毒性脑病等，是儿科危重症之一。

## 一、临床表现

### （一）一般症状

发病前多有轻度的上呼吸道感染或支气管炎。多数起病急骤，发热38～39℃，亦可高达40℃，新生儿、重度营养不良、佝偻病等患儿可以体温不升或低于正常。除发热外可有疲乏、困倦、精神不振或烦躁不安，小婴儿可有呛奶。

### （二）呼吸系统症状和体征

咳嗽，早期为刺激性干咳，极期咳嗽反略减轻，恢复期咳嗽有痰。呼吸增快，气促，40～80次/分，常见呼吸困难、鼻翼动、三凹征及口周或指甲发绀。肺部体征早期不明显，可有呼吸音粗糙或稍低，以后可闻及中、细湿啰者，以背部两肺下方及脊柱旁较多，于深吸气末更为明显。叩诊多正常，但如病灶融合累及部分或整个肺叶时则出现实变体征；叩诊浊音，语颤增强，呼吸音减弱或出现支气管呼吸音。

### （三）重症肺炎的临床表现

小儿重症肺炎除以上症状、体征外，还有如下临床表现。

1. 循环系统　主要表现为急性充血性心力衰竭，这是小儿重症肺炎最常见的严重并发症。诊断依据如下：

（1）呼吸困难突然加重，烦躁不安，面色苍白或发绀，不能以肺炎或其他并发症解释者。呼吸频率超过60次／分。

（2）心率增快在160～180次／分以上，不能以体温升高和呼吸困难解释，或心音低钝、出现奔马律。

（3）肝脏增大≥3厘米或进行性增大。

（4）胸部X线检查可有心脏扩大。

2. 神经系统　由于缺氧和脑水肿，可表现为嗜睡、精神萎靡或烦躁不安。严重者有中毒性脑病，表现惊厥、半昏迷或昏迷、呼吸不规则甚至呼吸中枢麻痹。眼底可有视神经盘水肿。脑脊液检查可有压力升高，细胞、蛋白、糖及氯化物正常。

3. 消化系统　患儿常有呕吐、腹胀、腹泻，严重病儿可有中毒性肠麻痹，表现严重腹胀，使膈肌升高压迫肺部，加重呼吸困难。腹部听诊肠鸣音消失。

4. 感染性休克和弥散性血管内凝血（disseminate intravascular coagulation，DIC）重症肺炎时，某些细菌感染可以引起微循环衰竭，发生感染中毒性休克，表现四肢发凉、皮肤发花、脉弱而速、血压下降等。还可引起弥散性血管内凝血，表现皮肤、黏膜出血点或瘀斑，以及消化道、呼吸道、泌尿道等出血。

5. 呼吸衰竭　呼吸衰竭是重症肺炎的严重表现，可引起死亡。除表现呼吸困难、鼻翼扇动、三凹征、口唇发绀、嗜睡或躁动外，严重者呼吸由浅快转为浅慢，节律紊乱、常出现下颌呼吸或呼吸暂停。可同时伴有末梢循环衰竭及脑水肿、脑疝的表现，如四肢末端发凉、发绀，血压下降，昏睡或昏迷等。

根据血气改变可分为：

Ⅰ型呼吸衰竭：动脉血氧分压（partial pressure of oxygen in arterial blood，$PaO_2$）≤6.67kPa（50mmHg），动脉血二氧化碳分压（partial pressure of carbon dioxide in arterial blood，$PaCO_2$）正常。

Ⅱ型呼吸衰竭：$PaO_2$≤6.67kPa（50mmHg），$PaCO_2$≥6.67kPa（50mmHg），严重者$PaCO_2$≥9.33kPa（70mmHg）。

## 二、实验室及其他检查

1. 血象　细菌性肺炎时，白细胞总数多增高，一般可达$15 \times 10^9$～$30 \times 10^9$／L［（1.5万～3万）／$mm^3$］或以上，中性粒细胞增加，并有核左移现象。但在重症金黄色葡萄球菌肺炎、某些革兰阴性杆菌肺炎时白细胞可不增高或反而降低。病毒性肺炎时白细胞数大多正常或降低。血片中性粒细胞碱性磷酸酶染色对鉴别细菌性肺炎与病毒性肺炎有一定参考意义。

2. 病原学检查　细菌学检查包括痰及鼻咽腔分泌物做涂片或细菌培养。涂片检查细菌对革兰阴性杆菌性肺炎的早期诊断有一定价值。如细菌培养，对肺炎的病原学诊断较有意义。如并发胸腔积液，可将穿刺液送培养，如疑有败血症可送血培养。如疑有病毒性肺炎可做鼻咽部洗液病毒分离，或免疫荧光检查及双份血同型病毒抗体测定。

3. X线检查 X线检查在肺炎的诊断上很重要，可帮助确定肺炎的性质。不同肺炎X线表现有区别，如金黄色葡萄球菌肺炎，肺部可见小圆形病灶及肺脓肿、肺大疱、脓胸、脓气胸等。一般细菌性肺炎可见两肺中内带纹理粗重及小点片状阴影。病毒性肺炎小片状阴影可以融合成大片状。支原体肺炎常可见不整齐云雾状轻度肺浸润阴影，以两下肺叶多见。X线检查还可发现肺炎的某些并发症，如脓胸、气胸及脓气胸等。

### 三、诊断与鉴别诊断

#### （一）诊断

根据发热、咳嗽、喘憋等症状，肺部叩诊及听诊的异常改变，可以做出初步诊断。配合胸部X线检查可以进一步明确诊断。咽培养或痰培养对了解病原菌有参考价值。确诊肺炎后，应进一步判定病情的轻重，判断有无心力衰竭、中毒性脑病、休克及弥散性血管内凝血、呼吸衰竭等，以便早期发现及治疗。

#### （二）鉴别诊断

1. 支气管炎 轻症肺炎与支气管炎相似，支气管炎一般全身症状较轻，多无明显呼吸困难和发绀，肺部可听到中湿啰音，多不固定，随咳嗽而变，但听不到细湿啰音。

2. 肺结核 当肺炎病程较长或一般抗生素治疗不顺利时应注意是否有肺结核。但一般肺结核肺部啰音常不明显。可根据结核接触史、结核菌素试验、结核中毒症状、胸片表现等鉴别。

### 四、治疗

#### （一）一般治疗

环境保持安静，保持室温在20℃左右，相对湿度50%左右。每日定时通风换气。给予易消化饮食，保证液体入量。呼吸困难者吸氧，保持呼吸道通畅，痰多者给超声雾化或祛痰药，以利痰液排出。烦躁不安或惊厥时可给氯丙嗪及异丙嗪各1mg／kg，肌内注射，也可给苯巴比妥8～10mg／kg，肌内注射或水合氯醛50mg／kg灌肠。

#### （二）抗感染治疗

肺炎球菌肺炎首选青霉素，青霉素过敏者可用红霉素或林可霉素。金黄色葡萄球菌肺炎可选用苯唑西林钠，或红霉素、万古霉素、头孢噻吩、头孢唑啉等。大肠杆菌、肺炎克雷白杆菌、流感杆菌肺炎可选用氨苄西林、羟苄西林或哌拉西林，并可与氨基糖苷类抗生素，如阿米卡星联合治疗。也可用头孢类抗生素如头孢他啶。绿脓杆菌肺炎选用羧苄西林、哌拉西林，可与氨基糖苷类抗生素如阿米卡星联合应用。对青霉素过敏或上述药物疗效不佳者选用第二、三代头孢菌素如头孢他啶、头孢哌酮等。病毒性肺炎一般选用阿昔洛韦或更昔洛韦。支原体肺炎则以红霉素效果较好。

疑难点评：小儿重症肺炎的抗感染治疗策略

重症肺炎诊断明确后，有条件的应该在使用抗生素治疗前采血做细菌培养和药敏试验，尽可能建立一条单独应用抗生素的静脉通路，这样可以使抗菌药物的使用合理化，并可避免不良反应发生。抗菌药物应用原则上应在循证医学的基础上进行，但是目前多数为经验型治疗。

由于重症肺炎患儿治疗窗很小，故初始治疗药物的抗菌谱要尽量广，应覆盖所有的病原体。有充分的数据显示初始治疗抗感染药物选用不当，未及时适当治疗对预后可产生不良后果。因此，对重症肺炎的患儿，要选用质量可靠的广谱抗生素，直到病原体和抗菌谱确诊，开始限制抗菌药物的数量和缩小抗菌谱，但在基层很难做到，可以观察疗效，有效的指标主要为体温下降、中毒症状好转，能喝水或哺乳或者进食，一般应在体温稳定3~5天开始减量并逐渐停药。

抗感染治疗是重症肺炎治疗成败的关键措施，传统采用抗生素升阶梯治疗。这种治疗对轻、中度肺炎治疗是适宜的。但重症肺炎必须采用降阶梯治疗，以防止病情迅速恶化，并有效抑制感染的进程，减少细菌耐药，改善患者预后，避免抗生素的不良反应或并发症。应全面理解抗生素的降阶梯治疗的关键，重视整体性以及初始经验性治疗和后续靶向性治疗这两个连续阶段，并适时实现其两者间的转换。

由于现有临床检测水平的局限性，药敏结果相对滞后，体内外药敏并非完全相符。所以，决定降阶梯转换时机的最重要评估参数除特异性的病原学诊断依据外，还应依据临床的治疗反应。

（三）严重并发症的治疗

实施早期心肺功能监护和无创心肺功能支持优先策略，是处理婴儿重症肺炎的有效措施。

1. 快速心肺功能评估和监测　婴儿重症肺炎常处于心肺功能衰竭的高危状态，快速心肺功能评估操作可概括为望、听、触3个步骤。三者同时进行，望和听贯彻评估始终。望：患儿体位或姿势、面色、眼神和呼吸状态（胸廓起伏、三凹征）、口鼻分泌物及对环境或外刺激的肢体和语言反应。触：肢体温度、肌张力和肌力、中心（颈内和股动脉）和周围脉搏（桡动脉和肱动脉）强弱和节律。听：呼吸呻吟、痰鸣，用听诊器听心率、心律和吸气相呼吸音强弱。及时地辨认潜在性或代偿性呼吸、循环功能不全状态，并给予及时、适宜的心肺功能支持是正确有效治疗婴儿重症肺炎的基础。

2. 保持气道通畅及优先应用经鼻持续气道正压通气（nasalcontinuouspositiveairway pressure，NCPAP）支持策略　对于重症肺炎患儿，保持合适的体位和气道通畅非常重要。翻身拍背、雾化吸痰是最基础的呼吸治疗。应用NCPAP的指征：自主呼吸较强，有低氧血症Ⅰ型呼吸衰竭，或者低氧血症合并二氧化碳潴留（$PaCO_2<80mmHg$）的Ⅱ型呼吸衰竭，收治儿童重症监护室（pediatric intensive care unit，PICU）后的婴儿重症肺炎均直接应用NCPAP；除急性心肺功能衰竭、全身衰竭、重症休克、pH值<7者、中枢性呼吸衰竭行直接气管插管机械通气外，Ⅱ型呼吸衰竭者亦首先应用NCPAP系统，并在短时间（15~30分钟）根据疗效决定是否继续应用。在病情允许时，应仔细检查NCPAP系统、患儿状态或调整其参数后可再一次试用观察疗效。终止NCPAP行机械通气指征：NCPAP支持下病情仍不能控制，pH值持续<7.20达8小时以上或病情进行性加重。NCPAP应用需要积累一定的临床经验，一般宜在PICU内应用。但是对于综合医院的儿科抢救室和专业病房内的抢救室，在充分培训基础上，也可以开展此项技术。

3. 婴儿重症肺炎合并呼吸衰竭、休克和心衰的处理：ABC原则。

A（Airway）：气道管理和通畅气道。湿化、雾化及排痰，解除支气管痉挛和水肿。

B（Breathing）：无创和有创呼吸支持。

C（Circulation）：维持心血管功能。判断液体平衡状态，给予扩容和限液利尿，纠正酸碱电解质平衡，血管活性药、正性肌力药、强心药和加压药。

4. 调整呼吸和循环功能支持的治疗原则和策略

（1）呼吸衰竭所致的心力衰竭应积极改善通气和肺氧合，其中闭塞性毛细支气管炎、喘憋性肺炎所致的呼吸衰竭主要是改善通气，急性肺损伤（acute lung injury，ALI）所致的呼吸衰竭主要改善肺氧合，通过呼吸支持才能达到控制心力衰竭目的。

（2）因缺氧致呼吸功增加引起的代偿性心功能不全，主要是调整心脏前后负荷（NCPAP、充分镇静、退热等）和维持内环境稳定，以减轻心脏负荷为治疗心力衰竭的主要措施。

（3）肺血多的先天性心脏病肺炎合并心力衰竭和呼吸衰竭，常在充血性心力衰竭急性加重基础上导致呼吸衰竭，因此治疗主要是强心、限液、利尿，应用NCPAP限制肺血流量和减轻左心后负荷的作用。

（4）急性肺损伤（acute lung injury，ALI）和急性呼吸窘迫综合征（acute respiratory distress syndrome，ARDS）时伴有的心力衰竭常是多器官功能障碍综合征（multiple organ dysfunction syndrome，MODS）的一部分，此时存在心脏和外周循环两方面的因素，临床多表现为休克，需经谨慎扩容试验后（2~3mL/kg）才可判断有效循环血量的状态，进一步决定液体的量和速度。地高辛和血管活性药物是治疗的一部分。

## 附：小儿支原体肺炎

支原体肺炎是由肺炎支原体引起的肺炎，过去也称为原发性非典型肺炎，是与典型的大叶性肺炎相对而言，典型的大叶性肺炎是由肺炎链球菌感染引起的，临床表现为发热、咳嗽、咯铁锈色痰，X线胸片见大片状阴影，青霉素治疗有效，而支原体肺炎表现与典型肺炎相似，但病原体不是链球菌，而是支原体，青霉素治疗无效，且病程长，所以称非典型肺炎。这种肺炎是学龄儿童及青少年常见的肺炎，近年来，成人和婴幼儿也不少见。支原体肺炎全年均可发病，但发病高峰是秋冬季，是由口鼻分泌物经空气传播可引起散发和小流行。

（一）病原学

支原体是介于细菌与病毒之间，能独立生活的最小微生物，无细胞壁，仅有由3层膜组成的细胞膜，是动物多种疾病的致病体。

目前已发现8种类型，其中只有肺炎支原体肯定对人致病，主要引起呼吸系统疾病，如咽炎、支气管炎、肺炎等。由于支原体无细胞壁，所以凡能阻碍微生物细胞壁合成的抗生素（如青霉素、头孢菌素等）对支原体无效。

（二）临床表现

支原体肺炎起病缓慢，潜伏期为2~3周，病初有全身不适、乏力、头痛。2~3天后出现发热，体温常达39℃左右，可持续1~3周，可伴有咽痛和肌肉酸痛。咳嗽为本病突出的症状，一般于病后2~3天开始，初为干咳，后转为难治性剧咳，常有黏稠痰液，偶带血丝，少数病例可类似百日咳样阵咳，可持续1~4周。肺部体征多不明显，甚至全无，少数可听到干、湿啰音，故体征与剧咳及发热等临床表现不一致，为本病特点之一。婴幼儿起病急，病程长，病情较重，表现为呼吸困难、喘憋、喘鸣音较为突出；肺部啰音比年长儿多。部分患儿可有皮疹、溶血性贫血、脑膜炎、心肌炎、肾炎、吉兰-巴雷（格林-巴利）综合征等肺外表现。极少部分患儿呈现重症肺炎的表现，如持续高热、剧烈咳嗽、多脏器损害，病情进展快，治疗效果差，可导致死亡。

（三）诊断

本病的重要诊断依据为肺部X线改变。支原体肺炎的肺部X线有四种改变，一种为支气管肺炎的改变，常为单侧性以右肺中下肺野多见；也可为间质性肺炎的改变，两肺呈弥散性网状结节样阴影；还有一种是均匀一致的片状阴影与大叶性肺炎改变相似者；再就是肺门阴影增浓和胸腔积液。上述改变可相互转化，有时一处消散，而另一处又出现新的病变，即所谓游走性浸润；有时呈薄薄的云雾状浸润影。本病的另一个诊断依据是病原学检查。患儿的痰、鼻和喉拭子培养可获肺炎支原体，但需时约3周，不能用于早期诊断。发病后2周，约半数病例产生抗体，我们可以测患儿体内的支原体抗体来进行诊断，也可以通过红细胞冷凝集试验阳性来诊断。

（四）治疗

小儿支原体肺炎的治疗与一般肺炎的治疗原则基本相同，采取综合治疗措施。包括一般治疗、对症治疗、抗生素的应用、肾上腺皮质激素的应用，以及肺外并发症的治疗五个方面。

1. 一般治疗

（1）呼吸道隔离：由于支原体感染可造成小流行，且患儿病后排支原体的时间较长，可达1～2个月之久。婴儿时期仅表现为上呼吸道感染症状，在重复感染后才发生肺炎。同时在感染支原体期间容易再感染其他病毒，导致病情加重迁延不愈。因此，对患儿或有密切接触史的小儿，应尽可能做到呼吸道隔离，以防止再感染和交叉感染。

（2）护理：保持室内空气新鲜，供给易消化、营养丰富的食物及足够的液体。保持口腔卫生及呼吸道通畅，经常给患儿翻身、拍背、变换体位，促进分泌物排出、必要时可适当吸痰，清除黏稠分泌物。

（3）氧疗：对病情严重有缺氧表现，或气道梗阻现象严重者，应及时给氧。其目的在于提高动脉血氧分压，改善因低氧血症造成的组织缺氧。给氧方法与一般肺炎相同。

2. 对症处理

（1）祛痰：目的在于使痰液变稀薄，易于排出，否则易增加细菌感染机会。但有效的祛痰剂甚少，除加强翻身、拍背、雾化、吸痰外，可选用溴己新、乙酰半胱氨酸等祛痰剂。

（2）止咳：由于咳嗽是支原体肺炎最突出的临床表现，频繁而剧烈的咳嗽将影响患儿的睡眠和休息，可适当给予镇静剂如水合氯醛或苯巴比妥，酌情给予小剂量可待因镇咳，但次数不宜过多。可雾化吸入布地奈德及沙丁胺醇降低气道高敏，减少咳嗽。

（3）平喘：对喘憋严重者，可选用支气管扩张药，如氨茶碱，口服，4～6mg／kg，每6小时1次；亦可用沙丁胺醇、布地奈德等雾化吸入。

（4）退热：可选用布洛芬、对乙酰氨基酚等。

3. 抗生素的应用　根据支原体微生物学特征，凡能阻碍微生物细胞壁合成的抗生素如青霉素等，对支原体无效。因此，治疗支原体感染，应选用能抑制蛋白质合成的抗生素，主要是大环内酯类抗生素如阿奇霉素、红霉素、吉他霉素等，疗程2～3周。

4. 肾上腺糖皮质激素的应用　目前认为支原体肺炎是人体免疫系统对支原体做出的免疫反应，所以，对急性期病情发展迅速严重的支原体肺炎或肺部病变迁延而出现肺不张、肺间质纤维化、支气管扩张或有肺外并发症者，可应用肾上腺皮质激素。如氢化可的松或琥珀酸氢化可的松，每次5～10mg／kg，静脉滴注；或地塞米松每次0.1～0.25mg／kg，静脉滴注；或泼尼松1～2mg／（kg·d），分次口服，一般疗程3～5天。应用激素时注意排除结核感染。

5. 肺外并发症的治疗　目前认为肺外并发症的发生与免疫机制有关。因此，除积极治疗肺炎、控制支原体感染外，可根据病情使用激素，针对不同并发症采用不同的对症处理办法。

（五）预后

大部分患儿经过2～3周的治疗，症状体征消失，肺部炎症完全吸收，极少一部分患儿可遗留有慢性咳嗽、肺不张、闭塞性细支气管炎等，个别重症病例可导致死亡。

# 第三节　哮喘持续状态

哮喘发作时出现严重呼吸困难，在合理应用拟交感神经药物和茶碱类药物仍不见缓解，病情进行性加重，称为哮喘持续状态（status asthmaticus），又称哮喘严重发作。由于哮喘持续状态时支气管呈严重阻塞，是一种威胁生命的严重状态，一旦确定诊断，应积极进行治疗。

## 一、临床表现

哮喘急性发作或加重时，突然出现气促、咳嗽、胸闷等症状，或进行性加重，常伴有呼吸窘迫、呼气流速下降为其特征。其发作可因数小时内接触致敏原等刺激物、呼吸道感染或治疗失败所致，病情加重可在数天、数小时内出现，亦可在数分钟内危及生命。在病情危重时患儿因喘息说话困难，语言不连贯，大汗，呼吸频率>25～30次／分，心率>140次／分，呼气峰值流速（peak expiratory flow rate，PEFR）低于预计值60%，呼吸减弱，呼吸音甚至听不到，并出现发绀、烦躁、意识障碍甚至昏迷，为致命性哮喘发作。

## 二、出现哮喘持续状态的危险因素及表现

### （一）病史

激素依赖的慢性哮喘；存在重症加强护理病房（Intensive Care Unit，ICU）抢救史或多次住院史；有机械通气史；既往48小时反复去过急诊室；突然开始的严重的呼吸困难，治疗效果甚差者；在严重发作时患儿、家属及医生均认识不足；不按医嘱服药者；具有心理社会学问题，如精神抑郁、家庭不和睦出现危机时；否认本身症状严重性及脑水肿低氧惊厥。

### （二）体检

奇脉：正常人呼吸时，脉波大小多无变化，或只有轻度变化（低于1.33kPa），如脉波在呼气终了时变强，吸气时衰弱，差别明显增加，则称为奇脉，如差别2.67kPa，多伴有严重肺气肿，气道阻塞，这是判断严重哮喘的一个可靠指标（除非患儿有心包收缩及填塞情况）；还可有低血压、心动过速、呼吸增快、发绀、气短、昏睡、激动、三凹征、严重呼吸困难、呼吸音减低。

### 三、实验室检查

（一）呼气峰值流速（peak expiratory flow rate，PEFR）及第1秒用力呼气容积（forced expiratory volume in one second，$FEV_1$）

测定此项检查特别有助于在支气管舒张剂应用前后的对比，如重复给予支气管舒张药后PEFR或$FEV_1$仍<40％预计值，意味患者已处于哮喘持续状态。

（二）血气测定

对肺泡通气情况评估很有意义。如为正常$PaCO_2$值，意味着呼吸肌疲劳即将出现，如$PaCO_2$超过正常值，就必须小心监测。

（三）胸部X线检查

当患儿疑有感染或有急性哮喘并发症（气胸、纵隔气肿或肺不张）或疑有气道异物时可进行胸部X线检查（尽量在床边检查）。

（四）氨茶碱血药浓度测定

在平时应用氨茶碱的患儿需进行血药浓度测定，以指导氨茶碱的进一步使用。

（五）血电解质测定

有助于补液。

### 四、哮喘持续状态治疗

严重哮喘一旦被确定即需急诊治疗，住入重症监护病房，进行心脏监测。

（一）氧疗

为保证组织有充分氧气应保持供养，吸氧浓度以40％为宜，流量相当于6～8L／min，应用一般面罩吸入更为合适，使血气维持在$PaO_2$9.3～12kPa（70～90mmHg）更为理想，不要应用氧气罩，因为氧气不会到达下气道，反因氧气对有些哮喘患儿有刺激而引起咳嗽或病情加重，且不宜观察病情。多数患儿经30％～50％给氧后即可纠正低氧血症，但有的患儿给予充分氧疗后$PaO_2$仍处于6.7～8.0kPa（50～60mmHg），应考虑可能因大量分泌物、肺不张或肺炎所引起，此时除积极输氧外还要清除痰液，虽然多数哮喘患儿血氧过低甚至严重缺氧，但氧分压低于8.0kPa（60mmHg）的情况不多见，由于8.0kPa氧分压相当于动脉血氧饱和度的90％，故很少有哮喘患儿发绀或大脑功能受损，一旦出现发绀，意味着严重哮喘发作。在急性哮喘发作时，输氧量很少会使$PaCO_2$升高（慢性肺心病的患儿除外），因此没有必要用特殊的面罩或装置输氧。

（二）镇静

缺氧及早期的呼吸性碱中毒可使哮喘患儿出现烦躁、不安、恐惧，有的甚至出现因刺激所致的持续性、痉挛性咳嗽，此时应考虑使用镇静药。镇静药应选择不抑制呼吸中枢的药物，如5%水合氯醛。麻醉药或巴比妥酸盐类药物（地西泮等）禁用或少量慎用，若在气管插管下可不受限制。

（三）紧急的药物治疗

1. 吸入β$_2$激动药　此为首选，对于急性重症哮喘患儿缓解症状和治疗的效果及安全性已无争议，β$_2$激动药的作用较为持久，且β$_2$受体激动药所产生心血管不良反应较少，常用有沙丁胺醇或特布他林。在第1小时内每20分钟吸1次，1小时内吸3次，以后可以酌情连续吸入，每2~4小时时可重复吸入1次，直至病情稳定。

2. 糖皮质激素　糖皮质激素和β$_2$激动药联合作用是治疗严重哮喘的基础，糖皮质激素应用不足，已被证明是哮喘致死的主要因素。糖皮质激素对哮喘的作用是抑制炎症细胞趋化效应和炎性反应，减少炎性和细胞因子的释放，降低黏膜上皮和微血管的通透性，减轻黏膜水肿，并通过腺苷酸环化酶增强β$_2$激动药的效应，减轻支气管的痉挛作用。严重哮喘对糖皮质激素的反应迟缓，通常在4~6小时内还见不到明显的效应，而在轻中度患儿，反应约需1小时，对严重哮喘发作应尽早使用皮质激素。对糖皮质激素的应用可采用应用甲泼尼龙2~6mg／（kg·d），分2~3次输注，或氢化可的松（有酒精过敏者禁用），或琥珀酸氢化可的松，通常用静脉注射5~10mg／kg，必要时可加大剂量。一般静脉糖皮质激素使用1~7天，症状缓解后即停止静脉用药。若需持续使用糖皮质激素，可改为口服泼尼松1~2mg／（kg·d）（每天最大量40mg），分2~3次服，经3~4天后停用。短期使用糖皮质激素的不良反应很少，严重哮喘是一种危险情况，绝不要因担心不良反应而对糖皮质激素的应用有所犹豫。无甲泼尼龙时，可用地塞米松每次0.25~0.75mg／kg，但效果不如前者。也可雾化吸入布地奈德，雾化吸入0.5~1.0mg／次，2次／天，可以与沙丁胺醇和异丙托溴铵一起吸入。

3. 抗胆碱药　抗胆碱药在体内与乙酰胆碱竞争结合M受体，主要通过抑制分布于气道平滑肌上的M受体，从而松弛平滑肌；其次可降低细胞内环鸟苷酸（cyclic guanosine monophosphate，cGMP）水平、提高环磷腺苷（cyclic adenylic acid，cAMP）／cGMP比值，抑制肥大细胞的介质释放，有一定支气管舒张作用，目前临床联合应用异丙托溴铵（溴化异丙托品）与激动药能增加其疗效。剂量为≤2岁：125μg（0.5mL）；>2岁：250μg（1mL），为0.025%溶液稀释至2~3mL，每天3~4次雾化吸入。

4. 氨茶碱　小儿慎用，氨茶碱是茶碱和乙烯二氨组成的一种复合物，因而易溶于水。氨茶碱具有较明显中枢性呼吸刺激作用，可加强呼吸肌收缩，在急性重症哮喘发作时，氨茶碱仍为有价值药物。氨茶碱的支气管舒张效应与其血药浓度间呈明显的相关，由于氨茶碱的有效剂量和中毒剂量相近，应用时需进行血清氨茶碱浓度测定。

哮喘严重发作时，可给予负荷剂量氨茶碱，在不同年龄及不同病情应用氨茶碱量不同，在应用负荷剂量后30~60分钟，有条件者可测量氨茶碱血药浓度，如>20μg／ml则停止继续给予维持量，如低于10μg／ml，可适当增加药量（增加20%注射量）。以后可在给药12小时、24小时后取血查血药浓度。

氨茶碱开始负荷剂量为5～6mg／kg，要求在20～30分钟静脉滴入，以后<9岁者1.1mg／（kg·h），>9岁者0.7mg／（kg·h），如患儿给过静脉氨茶碱，不要用负荷剂量，可每次3～4mg／kg，以后给0.7～1.1mg／（kg·h）。如不用维持静脉给药亦可用氨茶碱每次4～5mg／kg，每6小时重复静脉滴注1次，以20～30分钟静脉滴入，2岁以下因氨茶碱清除率低，最好持续维持给药，其持续给药剂量为2～6个月，0.5mg／（kg·h），6～11个月，0.7mg／（kg·h）。

5. 硫酸镁　镁离子舒张支气管的机制未完全清楚，一般认为镁能调节多种酶的活性，能激活腺苷环化酶，使三磷腺苷生成cAMP，提高cAMP／cGMP的比值，使肥大细胞介质不易释放，能激活低下的肾上腺素能受体功能，并降低支气管平滑肌的紧张度，使支气管扩张而改变通气情况，故目前硫酸镁在哮喘急性发作中取得一定地位，特别是对常规药物治疗无效者，是较安全治疗哮喘的药物，一般在静脉注射后20分钟有明显支气管扩张作用，尤其对极度烦躁患儿有一定镇静作用，儿童用量为每次0.025g／kg（25%硫酸镁每次0.1mL／kg）加10%葡萄糖溶液20mL在20分钟内静脉滴注，每日1～2次。用以上剂量静脉注射比较安全，但注射时仍应注意其呼吸、血压变化，少数患儿出现乏力、胸闷、呼吸减弱、呼吸困难情况，可用10%葡萄糖酸钙静脉注射。

6. 注射用β₂肾上腺素能激动药　对于能够使用雾化器或面罩的患儿，注射用药不但没有帮助，反而会增加毒性。因此，此种方法只用于呼吸严重受抑的患儿。

（1）肾上腺素皮下注射：在用β₂激动药吸入、氨茶碱静脉滴注不能缓解症状时，或对于那些极度烦躁，无法吸入β₂激动药或在气道上存在广泛黏液栓塞，或严重的支气管痉挛，以致吸入药物无法起到作用者，可皮下注射1∶1000肾上腺素0.01mL／kg，儿童最大不超过0.3mL。

（2）静脉注射沙丁胺醇：小儿很少用。如雾化吸入沙丁胺醇及静脉滴注氨茶碱后病情未见好转，可用沙丁胺醇静脉注射，学龄儿童剂量为每次5μg／kg，如病情十分严重，亦可将沙丁胺醇2mg加入10%葡萄糖溶液250mL静脉滴注，速度为1ml／min，即速率保持在8μg／min左右，静脉滴注20～30分钟，起效时间为20～30分钟，密切观察病情。若病情好转速度减慢，维持时间一般在4～6小时，故6～8小时可重复用药。有时注射β₂激动药会引起心律不齐，因此要进行心电监护；静脉注射β₂激动药常引起严重低钾血症。如出现心律失常或肌肉无力情况时，应随时注意，对学龄前期小儿沙丁胺醇剂量应减半。

（3）异丙肾上腺素：在以上治疗措施无效时，可用异丙肾上腺素静脉滴注，开始以每分钟0.1μg／kg缓慢滴注（0.5mg异丙肾上腺素加入10%葡萄糖100mL，5μg／mL），在心电图及血气监护下可每10～15分钟增加剂量，按0.1μg／（kg·min）的速度增加，直到PaO₂及通气功能改善，或心率达到180～200次／分时停用，有时可发生心律失常，如室性心动过速、室颤等，故必须进行心电监护及血气监测才可应用，症状好转可维持用药24小时。由于β₂激动药主要通过松弛支气管平滑肌起作用，故具有明显黏膜水肿，不仅仅是支气管痉挛的病症，单独使用β₂激动药不能从根本上进行彻底的治疗。虽开始一些严重哮喘患儿对β₂激动药的反应快，而在有严重支气管痉挛时可产生不敏感性，故在治疗中应使患儿峰流速仪监测达到预计值50%～75%时才不至于在治疗过程中复发。

（四）维持体液及酸碱平衡

哮喘持续状态由于呼吸增加及摄入量不足常伴有轻度脱水，适当补充水分以维持血容量使黏稠黏液栓塞排出，但如过多液体输入可能会引起肺水肿，严重急性哮喘存在明显胸内负压，较易在肺间质内蓄积液体，可进一步加重小气道阻塞。由于哮喘急性期抗利尿激素分泌，如过多输液亦可出现低钠血症及水中毒。在临床中患者常因轻度脱水而需补液，开始可给1/3张含钠液体，最初2小时内给5～10ml/kg，以后用1/5～1/4张含钠液维持，见尿后补钾，根据年龄及脱水程度，一般补液量每天50～120ml/kg。哮喘持续状态时的呼吸性酸中毒，应以改善通气来纠正；代谢性酸中毒常可用吸氧及补液来纠正；明显的代谢性酸中毒可使用碳酸氢钠，稀释至等张液（碳酸氢钠为1.4%）滴注，未能纠正时可重复同剂量上次。

（五）抗心力衰竭治疗

低氧血症、高碳酸血症、酸中毒可导致肺动脉痉挛—肺动脉压力增高—充血性心力衰竭。同时双肺严重气肿—心舒张功能受限—体循环、肺循环瘀血—心力衰竭加重。抗心力衰竭的原则是吸氧、镇静、强心、利尿及减轻心脏前后负荷。

（六）抗生素

有细菌感染指征，可给予抗生素。勿大量、长期使用，否则，青霉素类药物可增加气道的敏感性。红霉素类药物对气道反应性影响不大，但可减慢氨茶碱的代谢。脱水及肾上腺素治疗后，外周血白细胞可明显增高，应与感染相鉴别。胸部X线片上，斑点状肺不张可与肺炎相混淆。

（七）气管插管及机械通气

对以上治疗无反应的呼吸衰竭患儿，需用呼吸辅助通气治疗。机械呼吸的指征：

1. 持续严重的呼吸困难。
2. 呼吸音降低到几乎听不到哮鸣音及呼吸音。
3. 因过度通气和呼吸肌疲劳而使胸廓运动受限。
4. 意识障碍、烦躁或抑制甚至昏迷。
5. 吸入40%氧气后发绀毫不缓解。
6. $PaCO_2 \geq 8.6kPa$（65mmHg）。

机械通气的目的是在尽量减少气压伤的基础上足够的氧合和维持通气直至其他治

疗充分显效。

疑难点评：哮喘持续状态的诊治要点

哮喘持续状态是儿科一种常见的、对一般支气管舒张药治疗无效并发展为呼吸衰竭的致死性哮喘。虽然病情严重者对生命构成威胁，但绝大多数患儿经及时抢救能完全恢复。

哮喘发作的主要病理生理改变为气道阻力增高，以及因此而产生的肺气肿和通气血流比例失调。在疾病早期，由于缺氧和无效腔增大，每分通气量代偿性增加，导致动脉血$CO_2$降低；随着呼吸功增加、代偿机制的恶化和$CO_2$产生量增多，最终引起$CO_2$潴留。缺氧、二氧化碳潴留和酸中毒可引起继发性心力衰竭和循环衰竭。

哮喘发作大多继发于呼吸道感染，哮喘持续状态者主要表现为进行性呼吸困难加重、频繁咳嗽和喘鸣。如在呼吸困难加重基础上出现肺部呼吸音及喘鸣音消失，奇脉压大于$1.33 \sim 2.00kPa$（$10 \sim 15mmHg$），提示气道严重阻塞，需急诊监护和干预。对以往有严重哮喘发作，糖皮质激素依赖病史者应特别注意。对初次哮喘发作者应注意鉴别气道异物、小儿间质性肺疾病（如特发性肺纤维化、支气管肺发育不良）。

对于以往有哮喘发作住院史、近期频繁使用β受体激动药、在积极控制哮喘治疗中出现呼吸衰竭症状、气胸以及高碳酸血症者，应考虑收入ICU救治。哮喘持续状态的监护内容与毛细支气管炎和重症肺炎基本相同。但应注意的是其$PaCO_2$的意义与肺炎有所不同。由于哮喘影响通气较为突出，其血气分析$PaCO_2$对通气状态变化较为敏感。监测$PaCO_2$有助于了解患儿通气的代偿能力或治疗后通气改善情况。在轻至中度哮喘发作患儿中，$PaCO_2$一般不高或略降低；如果其$PaCO_2$水平高于正常，则提示患儿处于通气失代偿边缘，或已进入极危重期，应给予积极干预和密切注意病情动态变化。对于血气分析结果持续不缓解者应及时检查肺部体征和动态随访X胸片，了解其是否出现气胸等并发症。哮喘发作期发生的气胸一般多为张力性气胸，应尽可能及时发现和处理，否则极易导致患儿死亡。

疑难点评：5岁以下小儿哮喘的诊断难点

5岁以下儿童哮喘的诊断是很困难的，因为在这个年龄段，咳嗽和喘息是很常见的症状，这些儿童并不一定患有哮喘，特别是3岁以下的儿童，喘息发作与病毒性呼吸道感染密切相关，2岁以前主要是以呼吸道合胞病毒感染为主，学龄前儿童其他病毒感染的概率较大。5岁以下儿童出现喘息症状有以下三种情况。

早期一过性喘息：通常在3岁以前终止发作，喘息的原因与早产和父母吸烟有关。

早期持续性喘息：3岁以前发病，具有典型的反复发作性喘息，喘息发作与病毒性呼吸道感染有关，没有特应性的表现，无特应性家族史。喘息症状可持续到学龄期，大部分儿童可持续至12岁。引起喘息的原因：2岁以前是呼吸道合胞病毒感染，2岁以后是其他病毒感染。

迟发性喘息/哮喘：这些儿童有典型的特应性背景，如湿疹、气道有哮喘的病理特征，喘息发作通常持续到成人期。

疑难点评：小儿哮喘的治疗注意事项

有些家长对于小儿哮喘的治疗存在着一些误区，认为孩子还小，等孩子长大了哮喘疾病自然而然就会好了，有些家长抱着这样的态度，对孩子的病情并不在意，或者治治停停，其实这是非常错误的，容易使小儿哮喘反复发作，迁延至成人，期间还可能引发危险。

哮喘发病有自己的规律，大约50％以上的小儿哮喘患者在学龄前或青春发育期病情可缓解。这是因为在小儿生长发育过程中，由于机体免疫、内分泌等各种功能的变化，哮喘会自然缓解，可能会控制住哮喘的发展，但并不是所有的患儿都能达到这种自然缓解的状态。

如果对哮喘不予认真治疗，一味等待它的自愈，在这个过程中，哮喘反复发作，炎症反复刺激，会使气道纤维组织增生，腺体增大，平滑肌肥厚，造成气道结构重塑，肺功能下降，这种损害是永久性、不可逆的，会严重影响孩子的生长发育，甚至因哮喘发作导致猝死。

因此儿童期是治疗哮喘的最关键时期，而且小儿哮喘的治疗越早效果越好。经过合理、规范治疗，完全可以把哮喘控制住，避免其向成年哮喘发展。

吸入激素不良反应很小，目前来说，治疗小儿哮喘最有效的药物是吸入性糖皮质激素。因为哮喘其实是一种慢性的气道过敏性炎性反应，但是这种炎症不同于平时所说的细菌引起的炎症，用抗生素是没有效果的。

很多家长一听到激素就觉得不良反应很大，不愿意使用。其实这种吸入激素的治疗方法，激素用量很小，一天的吸入量一般不超过400μg，而且药物可以直接作用于气道病变部位，全身吸收很少，不良反应非常小。

国外曾经做过9年跟踪研究，结果发现，使用吸入激素治疗哮喘的患儿与正常同龄儿童相比，在身高、体重等指标上并无差别。

小儿哮喘的治疗用激素切忌治治停停，多数患儿需要长年使用吸入激素，才能控制住哮喘的发展，绝不能治治停停，因为气道炎性反应是持续存在的，只是发作期加重，缓解期减轻。

# 第四节　气管异物

气管异物（foreign body intrachea）是较常见的儿童意外急症，也是引起5岁以下幼儿死亡的常见原因之一。据统计，气管异物7岁以内儿童多见，尤其以刚学会走路到2岁的小儿发病多，病死率高。这是由于小儿的生理特点决定的，小儿的气管与食管交叉处的会厌软骨发育不成熟，功能不健全，容易将口含物吸入气管内引起气管阻塞，导致窒息。婴幼儿由于牙齿未萌出或萌出不全，咀嚼功能未发育成熟，吞咽功能不完善，气管保护性反射不健全。当异物落入气管后，最突出的症状是剧烈的刺激性呛咳，由于气管或支气管被异物部分阻塞或全部阻塞，出现气急、憋气，也可因一侧的支气管阻塞，而另一侧吸入空气较多，形成肺气肿，较大的或棱角小的异物（如大枣）可把大气管阻塞，短时间内即可发生憋喘死亡。还有一种软条状异物（如酸菜条）吸入后刚好跨置于气管分支的嵴上，像跨在马鞍上，虽只引起部分梗阻，却成为长期的气管内刺激物，患儿将长期咳嗽、发热，甚至导致肺炎、肺脓肿形成，也可危及生命。

## 一、临床表现

突发刺激性咳嗽、反射性呕吐、声音嘶哑、呼吸困难，患儿张口可听到异物冲击声。如异物堵住了喉部、气管处，患儿面色发绀、气喘、窒息，很快呼吸停止；如异物堵住左右主支气管分叉处，可导致一侧肺不张，呼吸困难逐渐加重，抢救不及时也很快呼吸停止。

## 二、诊断及救护措施

及时的诊断和处理是抢救成功的关键，医师也应该向家长普及相关的救护知识。

### （一）拍背法

让小儿趴在救护者膝盖上，头朝下，托其胸，拍其背部，使小儿咯出异物。

### （二）催吐法

用手指伸进口腔，刺激舌根催吐，适用于较靠近喉部的气管异物。

### （三）迫挤胃部法

救护者抱住患儿腰部，用双手食指、中指、无名指顶压其上腹部，用力向后上方挤压，压后放松，重复而有节奏进行，以形成冲击气流，把异物冲出。此法为美国海姆立克医师所发明，故称"海姆立克手法"。

上述方法未奏效，应分秒必争尽快送医院耳鼻喉科，在喉镜或气管镜下取出异物，切不可拖延。呼吸停止给予口对口人工呼吸。

### 三、预防

教育儿童养成良好卫生习惯，不要随意把异物放到嘴里，以免误吸入气管。进食时避免孩子打闹、说话，以防食物呛入气管。家长不应将硬币、瓜子、花生等放在小儿能够着的地方。

疑难点评：小儿气管、支气管异物误诊的原因及对策

气管异物是小儿时期的常见意外，对气管、支气管异物的正确诊断是治疗的关键。但是，由于小儿的特殊性，病史不详，往往以发热、咳嗽等症状就诊。如临床医师对本病警惕性不高，则容易误诊。

误诊原因如下：

1. 家长不在现场，婴幼儿太小，不会表达，较大儿童因害怕挨骂而隐瞒病史，故异物进入史不详。

2. 经诊医生对呼吸道异物缺乏认识和经验。由于花生、瓜子等植物性异物含游离脂酸，对黏膜的刺激性大，易引起弥散性炎性反应，且异物存留时间愈久，反应愈重，故易将炎症等并发症当作病因治疗，久治不愈。

3. X线胸片或胸透检查报告阴性，异物引起的症状不明显或不典型时，轻易排除呼吸道异物。

因瓜子、花生类X线透视不能显示异物阴影，特别是气管异物或细小异物未造成呼吸道阻塞时，阳性率甚低，因此，常导致临床误诊。

预防误诊对策：

1. 病史最重要，应详细追问异物吸入史或异物接触史，以及痉挛性呛咳、剧烈阵咳、声嘶、气急、发绀等症状，尤其是进食或玩耍中突然发生上述症状者应高度怀疑。

2. X线胸片报告肺不张、肺气肿、纵隔摆动等现象，即使异物进入史不详，也应警惕异物存在。

3. 对有明确异物进入史的患儿，即使X线检查多次为阴性，仍不能放弃气管、支气管异物的诊断，应结合临床症状和体征综合分析，如听诊哮鸣音、呼吸音减弱、气管前壁异物拍击音、撞击感等，应警惕异物存在。

4. 对反复发作肺炎、肺不张、肺气肿或迁延性肺炎而治疗效果不佳者，应怀疑有气管、支气管异物。

# 第五节　急性呼吸衰竭

急性呼吸衰竭（acute respiratory failure）是指各种疾病累及呼吸中枢或呼吸器官，引起通气和换气功能障碍，出现低氧血症或伴高碳酸血症，并由此引起的一系列生理功能和代谢紊乱的临床综合征。

## 一、临床表现

### （一）严重呼吸困难和发绀

早期可有呼吸频率增快，继而鼻翼扇动、三凹征出现等；中枢性呼吸衰竭临床表现呼吸节律不齐，可有潮式呼吸，晚期出现间歇、叹气、抽泣样等呼吸，呼吸次数减少，微弱无力，直至呼吸停止。发绀首先出现在口唇、口周及甲床等处，其程度与缺氧轻重并不完全一致，如严重贫血，血红蛋白<50g／L，虽缺氧并不发绀，故不能单纯根据发绀而判断有无缺氧。

### （二）神经与精神症状

早期可见烦躁不安，出汗，易激动。随着缺氧加重，出现嗜睡、头痛等。晚期出现意识模糊，甚至昏迷、抽搐等脑水肿或脑疝症状。

### （三）其他

早期心率增快，血压升高。晚期则心率减慢，心律失常，脉搏细弱，可有休克。胃肠道因严重缺氧而表现腹胀、肠鸣音减弱、呕咖啡色胃内容物等。

## 二、诊断

### （一）诊断要点

1. 临床表现

（1）呼吸系统：

1）呼吸困难：表现为呼吸频率加快、鼻翼扇动、三凹征阳性、喘憋、发绀等。

2）呼吸抑制：表现为呼吸节律的改变、潮式呼吸，间歇呼吸，叹息样呼吸，双吸气，下颌呼吸，点头样呼吸，鱼口样呼吸，呼吸微弱、浅慢，呼吸音减弱或消失，呼吸暂停或骤停。

（2）循环系统：心率由过速到减慢，心律失常，心音低钝，血压由升高到下降，右心衰竭或休克。

（3）神经系统：烦躁不安、谵妄、嗜睡、头痛、意识障碍、凝视，甚至昏迷、惊厥等，瞳孔缩小或忽大忽小，视盘水肿。

2. 血气分析诊断标准

（1）呼吸功能不全：$PaO_2 < 10.6kPa$（80mmHg），$PaCO_2 \geq 6kPa$（45mmHg），动脉血氧饱和度（oxygen saturation in arterial blood，$SaO_2$）<91%。

（2）呼吸衰竭：

①儿童$PaO_2 \leq 8.0kPa$（60mmHg），$PaCO_2 \geq 6.7kPa$（50mmHg），$SaO_2 \leq 85\%$。

②婴幼儿$PaO_2 \leq 6.7kPa$（50mmHg），$PaCO_2 \geq 6.0kPa$（45mmHg），$SaO_2 \leq 85\%$。

呼吸衰竭还可分为：

①Ⅰ型呼吸衰竭，$PaO_2$为呼吸衰竭标准，$PaCO_2$正常。

②Ⅱ型呼吸衰竭，$PaO_2$和$PaCO_2$均达呼吸衰竭标准。

具有上述临床表现中第（1）项，伴或不伴第（2）、（3）项，同时具有血气分析诊断标准中第（2）项，可诊断为急性呼吸衰竭。

（二）鉴别诊断

1. 代谢性酸中毒 见于尿毒症、糖尿病酮症酸中毒、某些代谢性疾病时，表现为呼吸深快，$PaO_2$多正常。

2. 急性呼吸窘迫综合征（acute respiratory distress syndrome，ARDS） 见于卡氏肺孢子虫肺炎、弥漫性肺间质纤维化、呼吸道合胞病毒性肺炎、白血病、创伤、休克、多器官功能不全综合征等，早期$PaO_2$、$PaCO_2$均降低，晚期$PaCO_2$上升，吸氧不能升高$PaO_2$，$PaO_2 / FiO_2 \leq 26.6kPa$（200mmHg），多与Ⅰ型呼吸衰竭同时存在，治疗相近。

## 三、治疗

积极寻找和祛除病因，改善通气功能，有效的防治感染，维持重要脏器功能，维持水电解质平衡，及时给予呼吸机辅助呼吸。

（一）一般治疗

1. 去除病因 积极治疗引起呼吸衰竭的原发疾病和诱因，应用有效的抗生素防治感染。

2. 加强护理 保持呼吸道通畅，翻身拍背，吸痰，清除呼吸道分泌物，温湿化吸氧，雾化吸入药物，解除气管痉挛。

3. 氧疗 呼吸衰竭时机体缺氧，应提高吸氧浓度。吸氧方式有鼻导管、口罩、面罩或头罩。

（1）鼻导管吸氧：氧流量儿童1~2L／min，婴幼儿0.5~1L／min，新生儿0.3~0.5L／min，吸入氧气浓度（fractional concentration of inspired oxygen，$FiO_2$）30%~40%；

（2）开式口罩吸氧：氧流量，儿童3~5L／min，婴幼儿2~4L／min，新生儿

$1 \sim 2L / min$，$FiO_2 45\% \sim 60\%$；

（3）面罩或头罩吸氧：氧流量$3 \sim 6L / min$，$FiO_2 40\% \sim 50\%$。

对新生儿和婴儿不主张持续高浓度吸氧，吸入氧浓度应$<60\%$，以免氧中毒及对视网膜等处的发育造成影响，待病情稳定后应改为间歇吸氧。通常，对于Ⅰ型呼吸衰竭患儿应给予高浓度吸氧（$>35\%$），使$PaO_2$迅速提高到8kPa，或$SaO_2$在$90\%$之上；对于Ⅱ型呼吸衰竭患儿应给予低浓度吸氧（$<32\%$），且应持续给氧。

（二）药物治疗

1. 兴奋呼吸　小儿呼吸兴奋药应用明显减少。有呼吸暂停时可用氨茶碱，负荷量$4 \sim 6mg / kg$，首次静脉注射后以$2mg / kg$维持治疗，每间隔8小时用1次。有镇静剂中毒时可用多沙普仑（吗啉吡酮），每次$0.5 \sim 1.5mg / kg$，静脉滴注，但不用于新生儿。还有纳洛酮，每次$0.03 \sim 0.1mg / kg$，静脉推注，可用于酒精中毒或麻醉药过量致呼吸抑制时。

2. 维持重要脏器功能　呼吸衰竭时常会对心、脑等重要脏器造成损害，治疗中应综合分析。

（1）呼吸衰竭合并心功能不全者：可应用强心剂、利尿剂及血管活性药物。心肌缺氧易致心律失常，故强心药应缓慢、小剂量给予，血管活性药可选用酚妥拉明$0.3 \sim 0.5mg / kg$（每次不超过10mg）加入$10\%$葡萄糖20mL中稀释后静脉滴注，或多巴酚丁胺$2 \sim 10 / \mu g /（kg \cdot min）$持续静脉滴注，或东莨菪碱每次$0.03 \sim 0.05mg / kg$，15分钟内快速静脉滴注，每日$2 \sim 3$次。

（2）呼吸衰竭合并脑水肿者：应用甘露醇，每次$0.25 \sim 1.0g / kg$静脉推注，每日$2 \sim 3$次，严重时可加用地塞米松，每日$0.5mg / kg$静脉注射，疗程一般不超过$3 \sim 5$天。

3. 纠正酸碱失衡和水电解质紊乱　呼吸衰竭时常合并电解质和酸碱度的失衡，对呼吸性酸中毒或混合性酸中毒时以积极改善通气功能为主，当合并代谢性酸中毒血pH值$<7.2$时，可给予$5\%$碳酸氢钠溶液，每次$2 \sim 5ml / kg$，用葡萄糖液稀释为$1.4\%$等渗液后静脉滴注。如有血气结果，可按公式：碳酸氢钠（ml）$= | -BE | \times 0.5 \times$体重（kg），或（22-测得$HCO_3^-$ mmol / L）$\times 0.6 \times$体重（kg），先用$1 / 2$量，剩余半量据具体情况而定。同时根据血液电解质检查结果及时纠正低钾、低氯等电解质紊乱。基础代谢量每日210kJ / kg（50kcal / kg），补液量每日$60 \sim 80ml / kg$，具体可根据病情酌情增加，补液成分以生理维持液为宜或按脱水性质而定。

4. 防治感染　呼吸道感染常是呼吸衰竭的原发病，亦是呼吸衰竭治疗过程中病情加重的并发症，如吸入性肺炎、呼吸机相关性肺炎等。病原体以革兰阴性杆菌多见，常为耐药菌株。对呼吸衰竭患儿的肺部感染应按重症肺炎处理，治疗时可选用第三代头孢菌素与β内酰胺酶抑制药等。也可静脉滴注免疫球蛋白，每次400mg / kg，1次 / 天，连用$3 \sim 5$天。吸痰时应注意无菌操作，每日消毒呼吸机管道，条件许可时应尽早拔除气管插管。

（三）其他治疗

1. 经鼻持续气道正压通气（continuous positive airway pressure，CPAP）

（1）适应证：新生儿、婴幼儿肺部疾病，新生儿肺透明膜病、肺不张、肺炎、胎粪吸入综合征、肺水肿、反复呼吸暂停者。如$FiO_2$为30%～50%时，$PaO_2$仍<8.0kPa（60mmHg），$PaCO_2$正常或<6.7kPa（50mmHg），有自主呼吸，也可应用CPAP。

（2）参数调节：开始时氧流量为3～4L／min，压力0.3～0.4kPa（3～4cm$H_2O$），$FiO_2$40%～60%，10～15分钟后测血气，如$PaO_2$仍低，可增加压力，每次加0.1～0.2kPa（1～2cm$H_2O$），最大可达0.98kPa（10cm$H_2O$），每分钟氧流量最大8～10升，$FiO_2$每次加5%～10%，最大可达80%。维持$PaO_2$为8.0～9.3kPa（60～70mmHg）。如$PaO_2$仍<8.0kPa（60mmHg），可进行气管插管，呼吸机辅助呼吸治疗。

（3）撤除步骤：如$PaO_2$>9.3kPa（70mmHg），症状好转，病情稳定，可逐渐先降$FiO_2$，再降压力，每次$FiO_2$降5%，至$FiO_2$为40%时，再降低CPAP，每次0.2kPa（2cm$H_2O$），当CPAP为0.2kPa（2cm$H_2O$）时病情仍稳定，$PaO_2$为6.7～9.3kPa，可撤除CPAP，改头罩吸氧。

2. 常频机械通气 常频机械通气是抢救重症呼吸衰竭最有效的方法。

（1）应用指征：

1）呼吸频率仅为正常的1／2时。

2）呼吸微弱，全肺范围的呼吸音减低。

3）呼吸骤停，频繁或长达10秒以上的呼吸暂停。

4）吸高浓度氧气$FiO_2$>60%，或压力≥0.78kPa（8cm$H_2O$）时，仍有发绀，$PaO_2$<6.7kPa（50mmHg）。

5）急性呼吸衰竭，$PaCO_2$>8.0kPa（60mmHg），pH值<7.3；慢性呼吸衰竭，$PaCO_2$ 3kPa（70mmHg），pH<7.2。

6）病情迅速恶化，神经精神症状加重，相关治疗无效。

7）有下列情况应尽早使用，如ARDS的小早产儿，出生体重<1350克；肺出血的进展期；心跳、呼吸暂停经复苏后未建立规则的自主呼吸者。

（2）禁忌证：肺大疱，未经引流的张力性气胸或大量胸腔积液。

（3）参数初调：

1）吸气峰压（peak inspiratory pressure，PIP）：采用能维持满意通气的最低压力。无呼吸道病变、早产儿呼吸暂停时1.5～1.8kPa（15～18cm$H_2O$）；ARDS、肺不张、胎粪吸入、肺炎时2.0～2.5kPa（20～25cm$H_2O$）。

2）呼气末正压（positive end-expiratory pressure，PEEP）：无呼吸道病变时0.2～0.3kPa（2～3cm$H_2O$）；肺不张、ARDS时0.4～0.6kPa（4～6cm$H_2O$）；胎粪吸

入、肺炎时0～0.3kPa（0～3cmH<sub>2</sub>O）。

3）呼吸频率（breathing rhythm，BR）：无呼吸道病变时20～25次／分；有呼吸道病变时30～45次／分。

4）吸气／呼气时间比值（inspiratory to expiratory，I／E）：无呼吸道病变时吸气时间0.50～0.75秒；肺不张／NRDS时I／E为1：（1～1.2）；胎粪吸入、肺炎时I／E为1：（1.2～1.5）。

5）供气流量：4～10L／min。

6）$FiO_2$：无呼吸道病变时<40％；有呼吸道病变时40％～80％。

7）潮气量：无呼吸道病变时8～10ml／kg，ARDS时4～7ml／kg。

（4）调整范围：调节原则是尽可能采用低的$FiO_2$和PIP，持续$PaO_2$为8～12kPa。每次调整范围，呼吸率（respiratory rate，RR）为2～10次／分，PIP为0.2～0.3kPa（2～3cmH<sub>2</sub>O），PEEP为0.2～0.3kPa（2～3cmH<sub>2</sub>O），吸气时间（inspiratory time，Ti）或呼气时间（expiratory time，TE）为0.25～0.50秒，$FiO_2$为50％，当$PaO_2$接近正常时$FiO_2$为20％～30％。

（5）调节方法：影响$PaO_2$的因素是$FiO_2$与平均气道压（mean airway pressure，MAP）。增加PIP、吸气时间、PEEP可提高MAP。具体方法：

1）提高$PaO_2$可采用增加$FiO_2$、增加PIP、增加RR、增加PEEP，延长吸气时间，延长吸气平台。

2）降低$PaCO_2$可采用增加PIP、增加RR、降低PEEP。一般$FiO_2$≤60％，如>70％则应<24小时，以防氧中毒。

（6）撤机指征：

1）自主呼吸有力，能维持自主呼吸2～3小时无异常。

2）$FiO_2$≤40％，PIP≤2.0kPa（20cmH<sub>2</sub>O）时血气正常。

3）呼吸道分泌物少，能耐受每2小时1次的吸痰操作，全身状况好。

4）ARDS患儿日龄>3天。

（7）撤机步骤：

1）撤机过程中监测心率、呼吸、血气，如有异常，立即恢复原参数。

2）在PIP降至1.5～2.2kPa（15～22cmH<sub>2</sub>O），PEEP≤0.5kPa（5cmH<sub>2</sub>O），$FiO_2$<50％时考虑撤机，自主呼吸出现后便呼吸机与自主呼吸同步。

3）自主呼吸良好，血气正常，改为间歇指令通气（intermittent mandatory ventilation，IMV），逐渐降低PIP、PEEP、$FiO_2$及RR，维持Ti在0.5～1.0秒。

4）当PIP降至1.5～1.8kPa（15～18cmH<sub>2</sub>O）、PEEP0.2～0.4kPa（2～4cmH<sub>2</sub>O）、$FiO_2$≤40％、RR<6次／分、血气正常时，改为CPAP，此时应提高$FiO_2$5％～10％，预防缺氧。如患儿耐受良好，每次逐渐降低$FiO_2$5％、CPAP 0.1kPa（1cmH<sub>2</sub>O）。

5）当$FiO_2$为25％～40％，CPAP为0.2kPa（2cmH<sub>2</sub>O）时，在患儿最大吸气时拔管。

拔管后改用头罩吸氧，或用鼻塞CPAP，并逐渐降低$FiO_2$，每次5％，直至改为吸入空气。

3. 高频通气（high frequency ventilation，HFV）　凡超过正常呼吸频率4倍、潮气量小于先于解剖无效腔的机械通气为高频通气。

（1）通气种类：

1）高频正压通气（high frequency positive pressure ventilation，HFPPV），频率为60～100次/分，导管内径3～5毫米，潮气量3～4ml/kg。

2）高频喷射通气（high frequency jet ventilation，HFJV），频率为100～300次/分，导管内径1.6～2.2毫米，潮气量3～5ml/kg。需要适当的自主呼气时间，可用开放气道通气。

3）高频振荡通气（high frequency oscillatory ventilation，HFOV）：频率为300～2400次/分，潮气量1～2ml/kg，有侧支通气，起CPAP作用。

儿科常用HFJV或HFOV。

（2）适应证：用于常规呼吸机治疗效果不好的难治性呼吸衰竭，或长期常规呼吸机治疗后发生支气管肺发育不良，或有气胸等常规呼吸机治疗禁忌证。

1）用常规呼吸机难以维持通气和血气正常的肺损伤。

2）严重的间质肺气肿。

3）气胸与支气管胸膜瘘。

4）支气管镜检查。

目前常用于新生儿RDS、肺出血、胎粪吸入综合征、ARDS、肺炎。

（3）参数调节：HFOV调节原则是开始应用较高的MAP，稍高于常规机械通气，如$PaO_2$无上升可每次加0.1～0.2kPa（1～$2cmH_2O$）。新生儿振荡频率10～15Hz（1Hz=60次/分），婴儿与儿童为5～10Hz。吸气/呼气时间比值（I/E）为0.33。通过振荡幅度（25％～100％）、振荡频率调节通气。潮气量1～2ml/kg，与振荡频率成反比。根据$PaCO_2$调节振荡频率。低肺容量调节方式用于限制性通气障碍如间质肺气肿，高肺容量调节方式用于新生儿RDS、ARDS。

4. 呼吸机应用后的并发症

（1）呼吸机相关肺炎（ventilator associated pneumonia，VAP）：指应用呼吸机>48小时发生的细菌性肺炎，多由铜绿假单孢菌、大肠杆菌、克雷白杆菌、耐药金黄色葡萄球菌或表皮葡萄球菌引起。可从气管深处吸痰作镜检或培养，应用有效抗生素，注意管道接头、湿化器、吸痰导管消毒。

（2）肺不张：导管位置过低滑入左侧或痰堵造成肺不张，可向外拔出，或翻身拍背吸痰。

（3）窒息：由堵管或脱管引起，可更换新管，重新插管、固定。

（4）喉、气管损伤：水肿者可静脉滴注糖皮质激素、抗生素，局部雾化吸入1％

麻黄碱。

（5）肺损伤：如PIP＞2.5kPa（25cmH$_2$O），或PEEP＞0.8kPa（8cmH$_2$O），大潮气量，易发生气漏、间质性肺气肿、张力性气胸、纵隔气肿、肺泡上皮损伤、肺水肿。注意压力不能过高，潮气量不能过大。发生张力性气胸立刻进行闭式引流。

（6）氧中毒：FiO$_2$＞70％、时间＞24小时，可发生支气管肺发育不良、早产儿视网膜病变，任何年龄可发生肺氧中毒。注意FiO$_2$应＜60％。

# 第四章 肛肠疾病

## 第一节 肠套叠

肠套叠是部分肠管及其相应的肠系膜套入邻近肠腔内引起的肠梗阻，是婴儿期最常见的急腹症之一，1岁内多见，占60%～65%，以4～10个月婴儿多见，2岁以后随年龄增长发病率逐年减少，5岁罕见，偶尔可见成人或新生儿。男女之比为2∶1至3∶1。肠套叠一年四季均有发病，以春末夏初发病率最高。

### 一、病因

病因至今尚未完全明了，可能与下列因素有关：

1. 饮食改变和辅食刺激　生后4～10个月，正是添加辅食和增加乳量的时期，由于婴幼儿肠道不能立即适应新添加食物的刺激，易发生肠动紊乱，促使某段肠管套入另一段肠腔之中。肠管本身疾病如肠炎等诱发肠蠕动紊乱都会引起肠套叠。

2. 回盲部解剖因素　大量文献证实婴幼儿肠套叠发生在回盲部者约占95%，因婴幼儿回盲部游动性大，回盲瓣过度肥厚，小肠系膜相对较长，婴儿90%回盲瓣呈唇样凸入盲肠，长达1cm以上，加上该区淋巴组织丰富，受炎症或食物等刺激后易引起充血水肿、肥厚，肠蠕动将回盲瓣向前推移，并牵拉肠管形成套叠。

3. 病毒感染或其他原因　小儿肠道内腺病毒或轮状病毒感染后，可引起末端回肠集合淋巴结增生，局部肠壁增厚，甚至形成肿物向肠腔突起构成套叠起点，加之肠道受病毒感染或其他原因刺激，蠕动增强，导致发病。

4. 免疫反应因素　原发性肠套叠多发生于1岁以内，是机体免疫功能不完善时期，肠壁局部免疫功能易破坏，蠕动紊乱而诱发肠套叠。

5. 自主神经因素　有人提出交感神经发育迟缓，自主神经系统活动失调所致。副交感神经使肠管收缩紧张，交感神经使肠管舒张不良，以至套入远端肠腔形成肠套叠。

6. 遗传因素　近年来报道肠套叠有家族发病史。

## 二、临床表现

### （一）肠套叠分型

其症状是阵发性腹痛（或阵发性哭吵）、呕吐、血便，腹部可触及腊肠样包块。多见于肥胖健壮的2岁以内婴幼儿，为突然发病。根据套入部最近端和鞘部最远端肠段部位将肠套叠分为以下类型。

1. 小肠型　即小肠套入小肠，包括空空型、回回型和空回型。

2. 回盲型　回盲瓣是肠套叠的头部，带领回肠末端进入升结肠、盲肠、阑尾也随着翻入结肠内，此型最多见。

3. 回结型　回肠从距回盲瓣几厘米到数十厘米处起，套入回肠最末一段，穿过回盲瓣进入结肠。

4. 结肠型　结肠套入结肠，此类型较少见。

5. 复杂型或复套型　常见为回回结型，回肠先套入远端回肠内，然后再整个套入结肠内，形成回回结型复套。

6. 多发型　在肠管不同区域内有分开的两个、三个或更多的肠套叠，如回结套加小肠套，或小肠上有两个套叠。

### （二）小儿肠套叠分型

小儿肠套叠分为婴儿肠套叠和儿童肠套叠，临床以前者多见。

1. 婴儿肠套叠　临床表现如下：

（1）阵发性哭吵：为最早症状，表现为原先安静的患儿突然出现明显烦躁不适，有规律的哭闹，伴有手足乱动、面色苍白、拒食，可有全身强直，双腿向腹部屈曲，表情痛苦，症状突发突止，发作间隙表现正常或安静入睡。

（2）呕吐：约有80％的患儿出现呕吐，呕吐开始为不消化食物如乳汁、乳块或食物残渣，以后转为胆汁样物，呕吐后可有全身扭动，屏气表现，严重时甚至吐出带臭味的肠内容物，提示病情严重。

（3）果酱样血便：肠套叠初期，结肠蠕动增加，肠腔内压升高，患儿排出少量正常粪便，后期粪便中出现血迹，随之因肠缺血坏死而排暗红色血块或果酱样大便。便血原因是肠套叠时，肠系膜被嵌入肠壁间，发生血液循环障碍而引起黏膜出血、水肿与肠黏液混合在一起而形成暗紫色胶冻样液体。

（4）腹部包块：在两次哭闹的间歇期触诊，可在右上腹部摸到像腊肠或香蕉一样的肿块，质地稍硬而具有韧性感，右下腹一般有空虚感，肿块可沿结肠移动，一般在发病的早期容易触及，晚期腹胀重或腹肌紧张时，不易触及包块。

（5）全身情况：早期除面色苍白、烦躁不安外，一般营养状况良好，晚期患儿可有脱水、电解质紊乱，精神萎靡、反应迟钝等，发生肠坏死时，有腹膜炎表现，可出现中毒性休克等症状。

2. 儿童肠套叠　一般说来，儿童肠套叠与婴儿肠套叠的区别不大，但年龄越大，发病过程多缓慢，呈亚急性肠梗阻的症状，以腹部疼痛和腹部包块多见，呕吐和便血较少，在全身情况方面，儿童肠套叠发生严重脱水、休克者少见。

### 三、辅助检查

1. 腹部超声　为首选的检查方法，可以通过肠套叠的特征性影像协助临床确定诊断，在肠套叠横断面上显示为"同心圆"或"靶环"征，纵切面上，呈"套筒"征。

2. 肛门指检　有重要临床价值，有些就诊较早无血便症状的患儿，通过肛门指检可发现直肠内有黏液血便，对诊断肠套叠极有价值。

3. 血液检查　外周血可有血象白细胞增高，也可正常；重症休克脱水的患儿可有水、电解质紊乱等。

4. 大便潜血试验　呈现阳性结果。

5. 空气灌肠　在空气灌肠前先作腹部X片检查，观察肠内充气及分布情况，注入气体后可见在套叠顶部出现杯状影，有时可见部分气体进入鞘部形成不同程度钳状阴影，可作为明确的诊断指征。

6. 腹部CT　对怀疑继发性肠套叠有一定参考价值。

### 四、治疗要点

肠套叠治疗原则是尽快使套叠复位，解除肠梗阻，治疗方法分非手术疗法和手术疗法两种。首选空气灌肠，空气灌肠适用于病程不超过48小时，全身情况良好，生命体征稳定，无中毒症状者，对空气灌肠未成功、一般情况差、发病时间长（超过24～48小时）者需手术；少数病例出现肠坏死、穿孔，根据病情选择肠切除、肠吻合或肠造瘘等手术。

### 五、护理措施

（一）空气灌肠的护理

禁饮食，胃肠减压，减轻腹胀；肌注阿托品；空气灌肠成功后，口服活性炭，观察大便排出情况，待6～8小时活性炭排出，腹部体征无异常后进流质食物和停止胃肠减压，注意观察患儿有无肠套叠复发和迟发性肠穿孔的迹象；如空气灌肠失败，则行手术治疗，护理人员及时完成手术前准备。

（二）肠套叠手术前准备

1. 术前禁食禁水，防止麻醉或手术过程中的呕吐而引起窒息或吸入性肺炎。

2. 皮肤准备，去除腹部及肚脐的污垢，预防伤口感染。

3. 术前肌注阿托品，扩张血管，抑制腺体分泌，减少口腔分泌物。

## （三）肠套叠手术后护理

1. 术后平卧位6小时，头偏向一侧，保持呼吸道通畅，以免呕吐引起窒息。

2. 饮食要求当天禁食禁水，肛门排气或排便后可饮水，逐渐过渡为流质、半流质。

3. 术后保持伤口敷料的干燥，如被污染或浸湿，应告知医生给予更换。

4. 术后早期下床活动（婴幼儿由家长抱着活动），以促进肠蠕动恢复，减少肠粘连的发生，还可促进血液循环，加速伤口愈合。

5. 保持各引流管的通畅，避免扭曲、受压或打折，指导家长防止患儿抓脱引流管。

6. 若行肠造瘘手术，则按肠造瘘术后护理常规进行护理。

## 六、出院指导

术后应指导患儿家长避免患儿受凉以免引起感冒、咳嗽而影响伤口愈合；注意个人卫生及饮食卫生，防止腹泻、呕吐等导致胃肠功能紊乱，再次诱发肠套叠。因本病容易复发，应指导家长添加辅食应循序渐进，注意饮食卫生，由于患儿幼小表达能力差，告知家长一旦患儿出现阵发性哭闹应及时到医院就诊。

# 第二节　肠梗阻

肠梗阻是指肠内容物不能正常运行或顺利通过肠道，是外科常见的急腹症之一，按照梗阻原因可分为机械性肠梗阻、动力性肠梗阻和血运性肠梗阻；按照梗阻部位可分为高位和低位肠梗阻；按梗阻部位血运情况分为单纯性和绞窄性肠梗阻。肠梗阻病因复杂，发展迅速，若处理不及时常危及患儿的生命。

## 一、病因

### （一）机械性肠梗阻

常见病因如下：

1. 肠内异物，如肠石，寄生虫，大的粪块堵塞或嵌顿。

2. 肠道内息肉，新生物，良恶性肿瘤或淋巴管堵塞。

3. 肠套叠。

4. 肠先天性异常包括先天性肠道内闭锁等，肠先天性异常一般较少见。

5. 肠道炎症性病变及肠粘连，常因腹腔或盆腔手术后，或腹腔内慢性炎症性病变（如结核性腹膜炎，克罗恩病等）所致，手术后发生肠粘连以小肠粘连者为多。

### （二）动力性肠梗阻

运动障碍性肠梗阻是因肠壁肌肉活动紊乱，导致肠内容物不能运行。

1. 手术后麻痹性肠梗阻　常见于手术后。

2. 非手术麻痹性肠梗阻　常见于电解质紊乱（尤以血钾、钠、镁异常多见），多种全身性或腹腔内炎症，重金属中毒等。

3. 血运性肠梗阻　系肠管的血供发生障碍所致，常可造成肠壁肌肉活动消失，如肠管血供不能恢复，则肠管极易发生坏死，尤其是经终末支供血的肠管，肠管血供发生障碍多见于各种原因所致的肠系膜动脉血栓形成或栓塞。

## 二、临床表现

各类肠梗阻共有的临床表现是腹痛、呕吐、腹胀及停止排气排便。

## 三、辅助检查

1. 血红蛋白及白细胞计数　肠梗阻早期正常，梗阻时间较久，出现脱水征时，则可以发生血液浓缩与白细胞增高，白细胞增高并伴有左移时，表示肠绞窄存在。

2. 血清电解质（$K^+$，$Na^+$，$Cl^-$），血气分析，尿素氮，血球压积的测定都很重要，用以判断脱水与电解质紊乱情况以及指导液体的输入。

3. X线检查　X线检查对肠梗阻的诊断十分重要，空肠与回肠气体充盈后，其X线的图像各有特点：空肠黏膜皱襞对系膜缘呈鱼骨状平行排列，其间隙规则犹如弹簧状；回肠黏膜皱襞消失，肠管的轮廓光滑；结肠胀气位于腹部周边，显示结肠袋形。

（1）小肠梗阻的X线表现：梗阻以上肠管积气，积液与肠管扩张，梗阻后在肠腔内很快出现液面，梗阻时间越长，液面越多，低位梗阻液面更多，液面一般在梗阻5~6小时后出现，立位检查可见到阶梯样长短不一的液平面，卧位检查时可见到胀气肠的分布情况，小肠居中央，结肠占据腹部外周，高位空肠梗阻时，胃内出现大量的气体和液体，低位小肠梗阻，则液平面较多，完全性梗阻时，结肠内无气体或仅有少量气体。

（2）绞窄性肠梗阻的表现：在腹部有圆形或分叶状软组织肿块影像，还可见个别膨胀固定肠襻呈"C"字形扩张或"咖啡豆征"。

（3）麻痹性肠梗阻的表现：小肠与结肠都呈均匀的扩张，但肠管内的积气和液面较少，若系由腹膜炎引起的麻痹性肠梗阻，腹腔内有渗出性液体，肠管漂浮其中，肠管间距增宽，边缘模糊，空肠黏膜皱襞增粗。

4. 超声检查　腹内可形成软性包块，可见肠腔内液体滞留，肠套叠可见同心圆肠腔声像，圆心强回声，纵面可见多层管壁结构，利用B型超声诊断肠梗阻待进一步研究提高。

## 四、治疗

肠梗阻的治疗原则，主要是解除和矫正因梗阻而引起的全身紊乱，具体的治疗方法应根据肠梗阻的类型、部位和患儿的全身情况而定，分保守疗法和手术疗法。非手术疗法适用于单纯性、粘连性肠梗阻，麻痹性或痉挛性肠梗阻，蛔虫或粪块堵塞引起的肠梗阻。手术治疗适用于各种类型绞窄性肠梗阻、肿瘤及先天性肠道畸形引起的肠梗阻，以及非手术治疗无效的患儿。

## 五、护理措施

### （一）保守疗法的护理

1. 禁食，如梗阻缓解，排气、排便、腹痛、腹胀消失后可进流质饮食，忌产气的甜食，逐步过渡到半流质和普食。

2. 保持胃肠减压的作用，防止胃管受压或扭曲，若发现胃液量、颜色及性质有异常及时向医生反映，若发现胃液为血性，应考虑绞窄性肠梗阻的可能。

3. 生命体征稳定时，采取半卧位，如果出现呕吐应坐起或头侧向一边，及时清除口腔呕吐物，以免引起吸入性肺炎或窒息，呕吐后给予漱口，保持口腔清洁。

4. 配合静脉输液以纠正水电解质紊乱和酸碱失衡，做好休克的防治。

5. 严密观察腹痛、腹胀、呕吐等情况，若患儿症状不见好转或加重，及时报告医生，止痛剂的应用应遵循急腹症治疗的原则，及时做好术前准备。

6. 监测患儿生命体征的变化，如有发热及时给予退热处理。

### （二）手术疗法的护理

1. 术前禁食禁饮6～8小时，胃肠减压，备皮，备血。

2. 术前肌注阿托品，抑制腺体分泌。

3. 术后平卧位，6小时后取半卧位以促进腹腔炎症的消散。

4. 禁食3天左右，禁食期间给予补液，肠蠕动恢复后，可开始进少量流质，逐步过渡为半流质。

5. 观察大便排出情况，注意有无腹痛、腹胀，注意防止伤口被污染。

6. 保持胃肠减压管及腹腔引流管的通畅，避免扭曲、受压或打折，指导家长防止患儿抓脱引流管。

7. 术后24小时，指导患儿离床活动，促进肠蠕动恢复，若为肠吻合手术，下床活动时间和进食时间应适当推迟。

## 六、出院指导

注意饮食结构和卫生，避免肠道功能紊乱，进食易消化食物，少食刺激性食物，避免暴饮暴食；避免腹部受凉和饭后剧烈活动；出院后适当活动，若有腹痛、腹胀、停止排气排便、持续高热等不适，及时就诊；出院后按时复查，检查伤口恢复情况。

# 第三节　先天性巨结肠

先天性巨结肠（hirschsprung's discase）是结肠远端及直肠缺乏神经节细胞的肠发育畸形，缺乏神经节细胞的肠管呈痉挛性狭窄；其近段肠管扩张、肥厚。在新生儿期主要为急性肠梗阻，婴幼儿和儿童期表现为便秘、腹胀。绝大多数巨结肠患儿需要手术治疗。

## 一、病因

相关的病因学研究尚无明确的最终结论，近年的病因学研究已经进行到基因学阶段并取得了一定的成果，除微观方面的可能病因分析外，空气污染、有害食品添加剂、宫内病毒感染等可能病因诊断已经越发引起相关部门的重视。先天性巨结肠的基本病理变化是在肠壁肌间和黏膜下的神经丛内缺乏神经节细胞，无髓鞘性的副交感神经纤维数量增加且变粗，因此先天性巨结肠又称为"无神经节细胞症"（aganglionosis），由于神经节细胞的缺如和减少，使病变肠段失去推进式正常蠕动，经常处于痉挛状态，形成功能性肠梗阻，粪便通过困难，痉挛肠管的近端由于长期粪便淤积逐渐扩张、肥厚而形成巨结肠。

## 二、临床表现

1. 胎便排出延迟，顽固性便秘腹胀　患儿因病变肠管长度不同而有不同的临床表现。痉挛段越长，出现便秘症状越早越严重。多于生后48小时内无胎便排出或仅排出少量胎便，可于2～3日内出现低位部分甚至完全性肠梗阻症状，呕吐腹胀不排便，大多数病例在出生后1周内发生急性肠梗阻。肠梗阻症状缓解后仍有便秘和腹胀，须经常扩肛或灌肠方能排便，严重者发展为不灌肠不排便，腹胀逐渐加重，患儿呈端坐式呼吸，夜间不能平卧。

2. 一般情况　长期腹胀便秘，可使患儿食欲下降，影响了营养的吸收，患儿全身情况不良，呈贫血状，消瘦，发育延迟，年龄越大越明显，患儿抵抗力低下，经常发生上呼吸道及肠道感染。粪便淤积使结肠肥厚扩张，腹部可出现宽大肠型，有时可触及充满粪便的肠袢及粪石。

3. 巨结肠伴发小肠结肠炎　是最常见和最严重的并发症，尤其是新生儿时期。患儿表现为腹胀、腹泻、粪汁带有气体且奇臭，发热、血压下降，X线检查腹部直立位平片提示小肠与结肠扩张，可伴有液平面，若不及时治疗，可引起较高的死亡率。

## 三、辅助检查

1. 直肠指诊　感到直肠壶腹部空虚不能触及粪便，超过痉挛段到扩张段内方触及大便。

2. X线检查　钡剂灌肠侧位和前后位照片中可见到典型的痉挛肠段和扩张肠段，排钡功能差，24小时后仍有钡剂存留，若不及时灌肠洗出钡剂，可形成钡石，合并肠炎时扩张肠段肠壁呈锯齿状表现，新生儿时期扩张肠管多于生后半个月方能对比见到。

3. 活体组织检查　取距肛门4cm以上直肠壁黏膜下层及肌层一小块组织，检查神经节细胞的数量，巨结肠患儿缺乏节细胞，此方法必须在麻醉下施行，术中可能导致出血或肠穿孔，仅限于个别疑难病例使用。

4. 肛门直肠测压法　测定直肠和肛门括约肌的反射性压力变化，可诊断和鉴别其他原因引起的便秘。在正常小儿和功能性便秘，当直肠受膨胀性刺激后，内括约肌立即发生反射性放松，压力下降，先天性巨结肠患儿内括约肌非但不放松，而且发生明显的收缩，使压力增高。此法在10天以内的新生儿有时可出现假阳性结果。

5. 直肠黏膜组织化学检查法　此乃根据痉挛段黏膜下及肌层神经节细胞缺如处增生、肥大的副交感神经节前纤维不断释放大量乙酰胆碱和胆碱酶，经化学方法可以测定出两者数量和活性均较正常儿童高出5～6倍，有助于对先天性巨结肠的诊断，并可用于新生儿。

6. 纤维结肠镜检查　能清晰观察病变肠管的长度、形态和炎症的程度，根据测量痉挛段肠管距肛门的距离，将巨结肠分为三型：长段型（15～20cm），常见型（10～15cm），短段型（5～9cm）。

## 四、治疗

先天性巨结肠的诊断和治疗近年来有了很大进步，患儿若能得到早期诊断早期手术治疗，术后近期远期效果较满意。但有些患儿术后大便次数多或失禁，则需较长时间进行排便训练。尽可能切除病变肠管是最好的治疗方法，即根治手术。非手术治疗和肠造瘘手术，是因患儿年龄或技术条件的限制，为维持排便及生长发育而采取的治疗措施。手术治疗是切除无神经节细胞或神经节细胞稀少、有病变的肠段，再做正常的近端结肠与肛管的吻合，临床分型不同的患儿应采用不同的根治手术，包括腹腔镜辅助下施行的根治手术。

## 五、护理措施

（一）术前护理

1. 完善术前相关检查。

2. 病房每日开窗通风2次，每次30分钟，适时增减衣物，预防感冒。

3. 进易消化、少渣、高热量、高维生素、高蛋白饮食，对低蛋白血症或贫血应予纠正，必要时输血或血浆。

4. 术前3日口服肠道灭菌药，进流质或半流质饮食。

5. 术前结肠灌洗每日1次，持续10～14天，灌肠水温38℃～41℃，选择合适肛管，动作轻柔，注意保暖。术前晚及术晨行结肠灌洗各一次，直至灌洗液无粪汁。

6. 术前1日进流质饮食，术前8小时禁食，4小时禁饮，备皮、备血，术晨胃肠减压、测血压及静脉输液。

7. 术前30分钟接受麻醉前用药。

（二）术后护理

1. 去枕平卧6小时，头偏向一侧，防止呕吐、误吸。

2. 保持呼吸道通畅，吸氧、心电监护，严密监测生命体征变化。

3. 保持各引流管的通畅，防止引流管受压、扭曲和脱落，持续胃肠减压至肠鸣音恢复，生理盐水冲胃管3次／日，观察胃液的颜色、性质及量。

4. 术后禁食禁饮3～5天，观察腹部及排气排便情况，待肠功能恢复后，给予流质饮食，逐渐向半流质、软食过渡。

5. 术后5～7天采取平卧位，使用护架，两腿尽量外展，使肛门暴露，保持局部的干燥。

6. 术后早期排便次数增加，每日可达数十次，肛周会出现皮肤发红，甚至破溃，多因肛门括约肌暂时松弛和切除结肠后粪便较稀所致，随着术后时间的延长逐渐好转，排便次数减少，待肛门敷料拆除后肛周需用活力碘涂擦，每3小时一次，利用SP利康治疗仪照射肛门，术后1周内禁止肛门内的一切操作，对肛周皮肤破溃者可使用氯锌油、溃疡粉、3M皮肤保护膜等促进皮肤的恢复。

7. 注意有无腹胀，避免哭闹，以免影响伤口愈合，甚至发生伤口裂开。

**六、出院指导**

出院后饮食要有规律，进易消化、营养高的食物，忌食胀气类食物和油炸食物，如土豆、红薯；训练患儿定时排便习惯；术后1个月开始扩肛，隔日1次，扩肛器保留时间3分钟／次，扩肛方法和复诊时间遵照医生指导。


# 第四节 肛门周围脓肿


肛管、直肠周围软组织内或其周围间隙内发生急性化脓性感染，并形成脓肿，称为肛周脓肿，常见于婴幼儿，病原菌以金黄色葡萄球菌为主。其特点是自行破溃，或在手术切开引流后常形成肛瘘，是常见的肛管直肠疾病，也是肛管、直肠炎症病理过程的急性期，肛瘘是慢性期。

## 一、病因

约99%的肛周脓肿的发生与肛腺感染化脓有关。正常肛腺大部分位于肛门内外括约肌之间，开口位于肛隐窝。当粪便和细菌通过开口进入肛腺时可引发炎症，这些炎症可扩散到肛管直肠周围组织形成肛周胀肿。小儿肛周皮肤及直肠黏膜局部防御能力薄弱是引起肛周脓肿的主要因素，小儿肛周皮肤和直肠黏膜娇嫩，容易被尿液和粪便浸渍和擦伤等，随着小儿年龄的增长，局部防御能力增强，肛周感染率显著下降。肛门周围脓肿也可继发于肛裂直肠炎症等。

## 二、临床表现

患儿出现无原因的哭闹不安、仰卧位或排便时哭闹更重，伴随发热，检查发现肛旁皮肤有明显红肿伴硬结和触痛，可有波动感，破溃后有脓汁排出。炎症位于肛门前方时可有排尿障碍，可出现腹泻。年长儿能诉说肛门周围疼痛，走路或排便时加重，不愿取坐位。

## 三、辅助检查

1. 触摸法　可触摸到患处硬结及有无波动感。

2. 穿刺抽脓　直接用注射器穿刺抽吸。

3. 肛管超声检查　超声能准确地确定肛周脓肿的部位、大小、轮廓、形态以及与周围组织的关系，同时可以确定脓肿是否完全液化，不仅如此，超声可以准确地确定穿刺部位，进针方向和角度以及深度。

## 四、治疗

1. 保守疗法　炎症急性浸润期未形成胀肿者采取保守疗法，用1∶5000高锰酸钾溶液（温）坐浴，每天2次，每次10分钟，清洁肛周后外敷金黄散消肿解毒，应用抗生素预防并发的感染。

2. 手术疗法　脓肿形成期，局部有明显波动或穿刺有脓时，不论发生在什么部位，均采取切开引流，由于脓肿部位不同，手术切口与途径也不同，一般做放射状切口，大小与脓肿一致，放置引流条并保持引流通畅，术后24～48小时取出引流条，换用油纱条，用1∶5000高锰酸钾溶液（温）坐浴，每天2次，每次10分钟，保持局部清洁，直至创面肉芽生长。

## 五、护理措施

（一）术前护理

1. 完善术前相关检查。

2. 病房每日开窗通风2次，每次30分钟，适时增减衣物，预防感冒。

3. 大便后及时清洁肛周皮肤，擦拭动作轻柔，防止擦破肛周皮肤。

4. 肛周若行药物外敷，注意观察敷料有无渗出物，防止脱落。

5. 术前6小时禁食，4小时禁饮，术前30分钟至1小时接受输液及麻醉前用药。

（二）术后护理

1. 去枕平卧6小时，头偏向一侧，防止呕吐、误吸。

2. 麻醉醒后6小时喂糖水或牛奶，无呕吐者逐渐过渡到正常喂养。

3. 术后观察切口渗血情况，保持局部清洁。

4. 术后24小时用1∶5000高锰酸钾溶液（温）坐浴，每天2次，每次10分钟，秋冬季注意保暖。

5. 注意术后体温的变化，如有发热及时给予退热处理，尽量使用物理降温。

## 六、出院指导

多食新鲜蔬菜、水果，忌食辛辣刺激性食物，注意保持内裤的干燥，婴幼儿指导正确使用纸尿裤，保持肛周皮肤的清洁，防止尿布感染，加强局部护理。脓肿切引术后的患儿每次排便后用高锰酸钾液坐浴（1周），每天2次，每次10~20分钟。

# 第五节　肠息肉

肠息肉是指发生在消化道黏膜上的肿块状突起，是外科常见疾病，可发生于消化道的任何部位，但以结肠和直肠最常见，为小儿慢性少量便血的主要原因。男孩多于女孩，3~6岁多见，80%~90%发生于直肠或乙状结肠。单发性居多，多发性的占少数，多发者可称为息肉病。

## 一、病因

肠息肉的发病原因目前尚不清楚，据研究可能与家族遗传因素、炎症及其他慢性机械性刺激、种族、饮食成分及结构、病毒感染等因素有关。一般认为肠黏膜发生炎性病变和慢性刺激是形成息肉的重要因素，肠黏膜由于长期炎症和机械性刺激，发生表皮、腺上皮及其下层组织的局限性增生，就形成了息肉。个别病例，小肠息肉可能是腺瘤类良性肿物。

## 二、临床表现

肠息肉临床表现不一，在早期可无任何症状，一般临床表现可有腹痛、腹泻、便血、大便中可含有黏液，或伴有里急后重感，慢性便血是直肠结肠息肉的主要表现，便血发生在排便终了时，多在粪便的表面有一条状鲜红色血迹，不与粪便混合，量较少，少数病例便后自肛门滴数滴鲜血，罕见由于息肉脱落引起的大量出血者。息肉大小不等，可以为带蒂的，也可以为广基的；可以分布于结肠直肠的某一段，也可以累及全结肠和直肠；可以为单个或分散分布，也可为很多息肉聚集在一起。患儿的全身情况通常无改变，应该说，息肉是一种良性病变，不是癌肿，不会危及生命。在肠息肉病例中的特殊病例有黑斑息肉病，黑斑息肉病亦称Peutz Jeghers综合征，因1921年由Pentz首先描述，1949年Jeger再次详细对本病进行了总结，故称Pentz Jegher综合征，临床上主要有三大特征：特殊部位黑色斑点沉着，胃肠道多发性息肉，遗传因素。过去认为PJ息肉癌变的可能性很小，患者如不出现急腹症不需治疗。但近年来随着人们对该病认识的提高，发现该病息肉的癌变风险性很高，日本学者Utsunomiya等发现存活超过30年的PJ综合征患者有60%最终死于消化道恶性肿瘤，随后Perrin等报道PJ综合征息肉存在腺瘤性改变，患癌率比正常人高18倍左右。而且胃肠道息肉也会导致肠套叠引起肠梗阻，所以人们认为一旦明确应早期干预。

### 三、辅助检查

1. 结肠镜检查　可以检查全结肠，有助于对结肠息肉的部位、分布、大小、形状及组织学的诊断，可观察到息肉形态多样，球形、梨形或有分叶，单个或多个，多有蒂，表面光滑或有糜烂渗血，病理活检可以确诊。

2. X线钡剂检查　可观察全结肠的形态和功能，是诊断下消化道出血的重要措施，X线片显示肠壁呈现充盈缺损。

3. 直肠镜或乙状结肠镜检查　由于不易注气，观察不细致可漏诊，可采取活体组织明确诊断。

4. 肛指检查　可触及圆形、质软、有弹性、带蒂或无蒂之大小不等，单个或多个肿物。

### 四、治疗

所有直肠及结肠息肉，均应将其摘除。对单个或少数散在的息肉，应根据息肉的部位、数目和形态采用不同的治疗方法。手法摘除适用于直肠指检能扪到的有蒂息肉；对直肠下段息肉，可经肛门切除；对于高位直肠或结肠息肉，可用结肠镜配合息肉摘除器切除息肉，摘除的方法应根据息肉的大小、多少和蒂的长短决定，可应用消化内镜金属夹治疗息肉，应用金属夹（Clip，简称夹子）治疗结肠息肉，是在内镜下应用特制的有一定软硬度的特殊金属夹钳夹息肉基底达到结扎息肉、阻断供血的目的，操作时夹闭器使夹子尽量靠近息肉基底部，以给圈套器留出足够空间，夹子方向应与肠黏膜走向平行，便于圈套器的操作，如果夹子结扎溃疡基底血管，止血效果不理想，则可以用夹子对溃疡表面缝合进行止血。如用以上方法无效或无条件者，则需行剖腹手术，切开肠壁摘除息肉，根据息肉所在的肠段不同，选择不同的腹部切口。

### 五、护理措施

#### （一）术前准备

1. 术前1~3天给予少渣半流质饮食，可适当吃粥类、软烂的面条，避免进食粗糙，酸辣煎炸及含纤维素丰富的食物，少喝产气饮料。术前晚禁食6~8小时，不耐饥饿者可饮糖水。

2. 肠道准备　术前晚及术晨均给予开塞露或磷酸钠盐灌洗液清洁肠道，以便清晰肠镜的视野，肠道清洁的好坏直接影响镜检的诊治效果。

3. 对于合作能力差的患儿适当使用镇静剂。

#### （二）术后护理

1. 密切观察出血情况，出血严重者注意面色、血压，有异常及时报告医生。

2. 观察患儿有无腹痛以及大便的颜色、性质及量，有无便血现象。由于手术刺激，术后1~3天可能出现上述症状。若息肉电切有出血者可于当天禁食，第二天逐渐恢复饮食；无出血者于当天给予少渣半流食，第二天恢复普通软食。忌食粗纤维、煎炸、辛辣等刺激性食物，多饮水，以保持大便通畅，以防干结粪便摩擦创面造成损伤或导致焦痂脱落，引起大出血。

3. 术后平卧1~2天，1周内减少活动。

4. 使用钛夹手术治疗的患儿，术后需留存大便，便于医护人员观察息肉脱出情况，并安排及时送检。

5. 若行开腹手术，则按腹部手术护理常规进行护理。

### 六、出院指导

多食新鲜蔬菜、水果，忌食辛辣刺激性食物，小儿肠息肉的患儿半月内注意多休息，养成定时排便的习惯，保持大便通畅，避免剧烈运动，6个月后来院复诊，如果有腹痛、便血者及时来院就诊。


## 第六节　先天性肛门直肠畸形


先天性肛门直肠畸形居消化道畸形第一位，发病率在新生儿为1/1500~1/5000。男女性别的发病率大致相等，但以男性稍多。

### 一、病因

直肠肛门畸形的发生是正常胚胎发育期发生障碍的结果，目前相关的胚胎病因学研究尚无明确的最终结论。近年来有学者认为肛门直肠畸形与遗传因素有关，有家族发病史者占1%～9%。

## 二、临床表现

1. 一般表现　出生后24小时无胎便排出或异位排胎便，正常肛门位置无肛门开口。患儿早期有恶心、呕吐，如生后开始喂养，症状必然加重。呕吐物初含胆汁，以后为粪便样物。2～3天后腹部膨隆，可见腹壁肠蠕动，出现低位肠梗阻症状。

2. 无瘘管　闭锁　位置较低者，如肛门膜状闭锁在原肛门位置有薄膜覆盖，通过薄膜隐约可见胎粪存在，针刺肛门皮肤可见括约肌收缩。闭锁位置较高者，在原正常肛门位置皮肤略有凹陷，色泽较深，婴儿啼哭时局部无膨出，用手指触摸无冲击感。

3. 有瘘管　直肠　会阴瘘口外形细小，遇有直肠尿道、膀胱瘘，胎粪从尿道排出；直肠前庭瘘，瘘口宽大、瘘管短，生后数月内无排便困难，初期不易被发现，患儿在改变饮食、粪便干结后，大便很难通过瘘管才被家长发现；继发性直肠舟状窝瘘均有正常肛门，多因生后局部感染、化脓、形成脓肿穿破后造成后天性瘘管；直肠阴道瘘有粪便从阴道流出细小的瘘管造成排便困难。由于粪便通过瘘口排出，缺乏括约肌的控制，粪便经常污染外阴部，伴有泌尿、生殖系统瘘管者容易引发尿道炎、膀胱炎或阴道炎，炎症能引起上行性扩散。

## 三、辅助检查

1. X线检查　1930年 Wang ensteen和Rice设计了倒置位摄片法诊断肛门直肠畸形，至今仍被广泛使用。若在X线平片上同时发现膀胱内有气体或液平面，或在肠腔内有钙化的胎便影等改变，是诊断泌尿系瘘的简便而可靠的方法。

2. 尿道膀胱造影和瘘管造影　可见　造影剂充满瘘管或进入直肠，对确定诊断有重要价值。采用瘘管造影，可以明确瘘管的方向、长度和位置。

3. 超声检查　B型超声检查可以显示直肠盲端与肛门皮肤之间的距离。

4. 磁共振成像（magnetic resonance imaging，MRI）　不仅能了解畸形的位置高低，而且能诊断骶椎畸形及观察骶神经、肛提肌、肛门外括约肌的发育情况，也可作为术后随访的手段。

## 四、治疗

外科治疗的目的是重建具有正常控制功能的排便肛门，方法和时间的选择，根据各种不同的类型和合并瘘管的情况而定，肛直肠畸形的首次手术很重要，如处理不当，或出现严重并发症，不但给再次手术造成困难，更重要的是会明显影响治疗效果。治疗原则是为了改善术后排便控制功能，拖出的直肠必须通过耻骨直肠肌环，为了更好地识别耻骨直肠肌和尿道，中间位和高位畸形可采用经骶尾部肛门成形术或经骶腹会阴肛门成形术。手术时尽可能减少盆腔神经的损伤以增进感觉，脱下的直肠必须血供良好，无张力地到达会阴，缝合时使皮肤卷入肛内以防止黏膜脱垂等，这些都是要点，手术者有无此种概念，将决定预后是否良好。现今多数医师主张不适合会阴肛门成形术者，生后均先行暂时性结肠造瘘术，待至6~10个月时施行肛门成形术，术后3个月关闭造瘘。

手术方法的选择决定于以下因素：

（1）患儿的发育情况及其对手术的耐受力。

（2）直肠盲端的位置。

（3）瘘管的开口位置。

（4）合并畸形对生长发育带来的影响。

（5）直肠、肛管的狭窄对排便的影响。

（6）术者对病情应有正确的判断，对患儿的手术耐受力有充分的估计，并需要综合考虑医院的设备条件和术者的经验。

## 五、护理措施

### （一）术前护理

1. 完善术前相关检查。

2. 病房每日开窗通风2次，每次30分钟，适时增减衣物，预防感冒。

3. 进易消化、少渣、高热量、高维生素、高蛋白饮食。

4. 术前结肠灌洗每日1次，灌肠水温38℃~41℃，选择合适肛管，瘘口细小者可使用氧管或吸痰管，避免插管的损伤，动作轻柔，秋冬季注意保暖。

5. 术前晚及术晨行结肠灌洗各1次，直至灌洗液无粪汁。

6. 术前1日进流质饮食，术前8小时禁食，4小时禁饮，备皮、术晨静脉输液。

7. 术前30分钟接受麻醉前用药。

### （二）术后护理

1. 去枕平卧6小时，头偏向一侧，防止呕吐、误吸。

2. 保持导尿管的通畅，防止引流管受压、扭曲和脱落，观察尿液的颜色、性质及量。

3. 术后采取平卧位，使用护架，两腿尽量外展，使肛门暴露，必要时使用约束带，保持局部的干燥。

4. 术后禁食禁饮2~3天，观察腹部及排气排便情况，待肠功能恢复后，给予流质饮食，逐渐向半流质、软食过渡。

5. 一般24小时后拆除肛门敷料，术后早期排便次数增加，每日可达数10次，需加强肛门护理，每次大便后清洁肛门口，肛周用活力碘涂擦，每3小时1次，由外向内，每天使用3M无痛皮肤保护膜喷洒局部，以减少粪汁浸渍肛周皮肤，对肛周皮肤破溃者可使用氯锌油或溃疡粉促进皮肤的恢复。

6. 观察大便排出的性状和量，注意有无瘘口复发的早期症状。

7. 加强患儿的心理护理，对学龄期患儿多鼓励，指导术后的注意事项。

## 六、出院指导

多食新鲜蔬菜、水果，忌食辛辣刺激性食物，增加饮水，防止便秘，注意保持内裤的干净，婴幼儿指导正确使用纸尿裤，每次排便后用高锰酸钾液坐浴（1周），每天2次，每次10～20分钟。保持肛周皮肤的清洁，若出现排便困难、粪便变细或失禁等现象，及时就诊。指导家长术后2周开始常规扩肛治疗，通常维持3个月至半年。

# 第七节　肠道异物

从儿童能用手抓住东西送入口腔的年龄开始，就应注意有可能将各种物品吞入口中而进入胃肠道。常见的异物有硬币、图钉、别针、玩具、果核、纽扣、电池等。最高发生率为6个月至3岁。

## 一、病因

主要原因是家长隐患意识不强，对孩子照顾不周，一般都是意外事件。

## 二、临床表现

通过食管、胃而到达小肠的异物，绝大部分能顺利通过肠道，最终由肛门排出体外，很少出现临床症状。只有少数较大的、尖锐的异物，因排出困难而引起一些症状与并发症，如痉挛性腹痛、腹部不适、肠出血甚至肠穿孔等。

## 三、辅助检查

对疑有肠道异物的患儿，可先做常规腹透或摄腹平片，在X光片中通常可看到异物的位置。对于可透X线的阴性异物，普通平片多不能很好地显示，此时可采用X线气钡双重造影对比的方法来检查消化道异物。腹部CT虽也可用于肠道异物的诊断，但因检查费用较高，且操作较不如腹部平片方便，多不常应用。

非金属异物透过吞钡造影很有帮助。

## 四、治疗

一般先采用非手术治疗，通常4～6天可以自行排出，观察期间不宜使用泻剂或改变食谱，以免因肠蠕动增加反而使异物嵌顿或发生肠穿孔。对于较大、较长、较尖以及数量过多的异物，则需要胃肠镜下钳取。手术治疗的指征：经保守或内镜取异物失败，自觉症状严重，排出有困难者；有腹膜炎体征者；X线表现异物嵌插在某一部位，经过1周无移动有刺破重要脏器危险者；合并有消化道出血或梗阻者；异物形成内瘘或脓肿者。

### 五、护理措施

1. 完善相关检查。

2. 口服液体石蜡，进食粗纤维饮食如韭菜，促进肠蠕动，尖锐异物不宜改变食谱。

3. 情况不明时，注意卧床休息。

4. 严密观察腹部情况，注意有无腹痛及便血情况，观察异物有无排出。

5. 内镜钳取异物的患儿术后注意患儿有无腹胀、呕吐现象，如有咖啡色呕吐物、柏油样大便或上腹不适，需注意消化道是否出血，如有腹胀、板状腹，警惕消化道穿孔，异物致胃肠道穿孔者需急诊手术。

6. 开腹手术的患儿，待麻醉作用消除6小时后进食温凉流质或半流质，利于食管、胃黏膜的康复，逐渐过渡到普食，不进热饮或质硬、刺激性食物，并发消化道黏膜损伤出血的患儿，按医嘱禁食1～2天，静脉补充营养。术后1周内食用易消化的食物，凡属辛辣、香燥、煎炸之品及寒冷硬固食物，均应避免。

### 六、出院指导

帮助患儿和家长掌握消化道异物相关的防治知识，比如小儿特别是幼儿喜欢将其玩具及身边的各种东西放入口内，可因逗笑哭闹误将异物吞入消化道内；在小儿进食时不要乱跑乱跳，以免跌倒时将异物吞入；进食时不可惊吓、逗乐或责骂，以免大哭大笑而误吞；教育儿童要改掉口含笔帽、哨及小玩具等坏习惯，发生消化道异物后立即禁食、禁饮，尽快就医，紧急时可用手托住腹部，头放低，用手敲拍孩子背部，同时手指伸入喉咙口寻找异物并即时取出，或用手指按舌根部使之产生呕吐反射，让异物呕出，如果孩子体重过重，可以用膝盖顶着孩子腹部，头放低，用上述同样方法进行抢救。切忌用饭团、馒头、蔬菜强行吞咽。

## 第八节　急性坏死性肠炎

急性坏死性肠炎是以小肠急性广泛性、出血性、坏死性炎症为特征的消化系统急症，又称急性出血性坏死性肠炎、急性坏死性小结肠炎或节段性肠炎。各年龄组小儿均可得病，以3～12岁儿童多见。本病四季均可发病，以春夏秋发病率较高。

### 一、病因

病因尚不明了，可能为多种因素造成的综合损害，目前一般认为与肠黏膜缺血缺氧、喂养不当、感染、变态反应及肠道营养不良等因素有关，其中细菌感染和患儿机体的变态反应两种因素相结合，被认为是本病的主要可能病因。感染因素最引人注目的是C型产气膜杆菌。

## 二、临床表现

本病起病急骤，常无前驱症状，发病时症状多样，可有一系列全身中毒表现和腹部症状。

1. 腹痛　常以突发性腹痛起病，多呈持续性腹痛，阵发性加剧。部位多位于脐周，也可位于下腹部，早期腹痛部位与病变部位及范围一致，晚期可为全腹压痛、腹肌紧张、肠鸣音减弱或消失等。

2. 腹泻与便血　一般多在发病当日或次日出现，最初为水样便、黄色或棕色稀便，次数增多，继而出现便血，大便呈洗肉水或果酱样暗红色糊状，可有灰白色坏死样物质，呈奇特腥臭味。

3. 腹胀　轻症患儿的腹胀为轻度或中等度，重症者腹胀明显且伴有压痛。肠鸣音早期亢进，以后逐渐减弱甚至消失。当肠管坏死或穿孔时，可出现腹肌紧张、压痛、反跳痛等腹膜炎症状。

4. 呕吐　一般不严重，通常每天1次以上，重者可达十余次。呕吐物可含胆汁、咖啡渣样物，甚至呕血。

5. 全身中毒症状　一般有发热，伴有体温不升或体温不稳定。患儿在便血出现前即出现烦躁、哭闹或嗜睡，脸色苍白，随着病情加重，很快出现精神萎靡、软弱无力，甚至出现中毒性休克表现。重症者迅速出现中毒性休克，表情淡漠，呼吸深快，皮肤花斑纹，四肢湿冷，血压下降，脉压降低，少尿或无尿。

## 三、辅助检查

1. 腹部X线检查　有特征性改变，可见膈下游离气影、腹膜炎腹水征、腹壁脂肪层模糊。

2. 血液检查　可有轻、中度贫血，重症患者白细胞计数增高及红细胞沉降率加速。严重者人血清蛋白及钠、钾、氯降低。

3. 粪便检查　大便潜血强阳性。

4. 肛门指检　可见腥臭血便。

## 四、治疗

病情轻者，多于7～14天逐渐恢复；重症病例经积极抢救，死亡率仍可达30%。

1. 预防休克　扩充血容量，纠正酸中毒及电解质紊乱。

2. 饮食调理　血便及腹胀期间应禁食，给予胃肠减压，一般需5～7天，禁食期间给予静脉营养支持治疗。

3. 激素治疗　应用肾上腺皮质激素有一定疗效，危重期使用氢化可的松，好转后改口服泼尼松，抗生素宜选择氨基糖苷类和头孢菌素类合用。

4. 观察腹部体征、排便情况及全身变化 必要时腹部摄片和腹腔穿刺，穿刺液为血性或脓性者应立即手术，如外观为淡黄浑浊，则需镜下检查，如见大量白细胞、红细胞亦应转为手术治疗。手术可去除肠坏死病灶、排除肠内毒物以减轻中毒症状，防止中毒性休克的发生和发展。

### 五、护理措施

1. 一般禁食5～7天，给予胃肠减压，注意保持胃肠减压管的通畅，避免扭曲、受压或打折，指导家长防止患儿抓脱引流管。

2. 当腹胀消失和大便潜血阴性时可恢复饮食，注意从少量逐渐增加，从流质、半流质逐渐过渡到少渣食物、正常饮食，注意选择高热量、低脂肪、高蛋白质、少刺激食物。婴幼儿应减少饮食或降低牛奶的浓度，待病况改善后逐渐增加奶量及恢复牛奶的浓度。在饮食恢复过程中如果又出现腹胀和呕吐，即应重新禁食，直至症状消失。

3. 加强肛周皮肤的护理，手纸要柔软，擦拭动作宜轻柔，以减少机械性刺激。便后用碱性肥皂与温水冲洗肛门及周围皮肤，减少酸性排泄物、消化酶与皮肤接触从而减少局部的刺激和不适，必要时涂抗生素软膏以保护皮肤的完整。

4. 观察患儿腹胀、腹痛及全身的变化，注意大便的性状、量及颜色，发现异常及时报告医生。做好紧急手术的准备。

5. 建立有效的静脉通路，婴幼儿使用输液泵应用药物，保证输液药物的及时供给，有效纠正脱水、酸中毒，预防休克。

### 六、出院指导

指导家长注意饮食卫生，冲奶及喂食前均彻底洗手，食具、奶瓶须彻底清洁及消毒；婴幼儿注意辅食的搭配，改善患儿营养状态，进食高蛋白、高热量、高维生素、低脂、易消化、少渣饮食，必要时给予要素饮食；注意大便排出的性状，若出现腹泻应注意肛周皮肤的维护，每次大便后用1／5000高锰酸钾液坐浴，每天2次，每次10～20分钟，保持内裤干燥，减少对皮肤的腐蚀，保持幼儿臀部皮肤清洁、干爽。

# 第九节　小肠肿瘤

小肠占消化道全长的70％～80％，其黏膜表面面积约占胃肠表面积的90％以上，但发生在小肠的肿瘤却极为少见，小肠肿瘤的发病率较胃肠道其他部位为低，占胃肠道肿瘤的2％～5％，小肠肿瘤可发生于小儿的各个年龄组，男女发病率相等，因小肠肿瘤有良性及恶性两类，良性肿瘤较常见的有腺瘤、平滑肌瘤，其他如脂肪瘤、纤维瘤、血管瘤等，较少见恶性肿瘤，以恶性淋巴瘤、腺癌、平滑肌肉瘤类癌等比较多见，最常见的是淋巴肉瘤，约占小肠恶性肿瘤的一半，由于小肠肿瘤诊断困难，只有1／3的病例能够得到正确的术前诊断，往往容易延误治疗。

## 一、病因

现在普遍认为，绝大多数肿瘤是环境因素与细胞的遗传物质相互作用引起的。恶性肿瘤的病因尚未完全了解。多年来通过流行病学的调查研究及实验与临床观察，发现环境与行为对人类恶性肿瘤的发生有重要影响。据估计约80％以上的恶性肿瘤与环境因素有关。

### （一）外界因素

1. 化学因素。

2. 物理因素。

3. 生物因素。

### （二）内在因素

1. 遗传因素。

2. 免疫因素。

（1）遗传；

（2）环境污染；

（3）放射线辐射；

（4）药物；

（5）个体自身因素如遗传特性、年龄、性别、免疫和营养状况等，在肿瘤的发生中起重要作用；

（6）被动吸烟；

（7）病毒感染。

## 二、临床表现

临床表现很不典型，常表现下列一种或几种症状。

1. 腹痛　是最常见的症状，多因肿瘤的牵伸，肠管蠕动功能紊乱等所引起，可为隐痛、胀痛乃至剧烈绞痛，当并发肠梗阻时疼痛尤为剧烈，并可伴有腹泻、食欲缺乏等。

2. 肠道出血　常为间断发生的柏油样便或血便，甚至大量出血，有的因长期反复小量出血未被察觉而表现为慢性贫血。

3. 肿瘤引起的肠腔狭窄和压迫邻近肠管　是发生肠梗阻的原因，亦可诱发肠扭转。

4. 腹内肿块　一般肿块活动度较大，位置多不固定。

5. 肠穿孔　多见于小肠恶性肿瘤急性穿孔导致腹膜炎或者慢性穿孔则形成肠瘘。

### 三、辅助检查

1. X线钡餐检查　钡剂进入肿瘤所在肠段，可显示肠管黏膜皱襞中断，钡剂充盈缺损或肠腔狭窄。

2. 内镜检查　可直接观察病灶的大小、部位，可做涂片或活检以获得病理诊断

3. 选择性动脉造影术　有利于显示血供丰富的肿瘤，对小肠癌可能显示其血供减少或血管畸形，对有出血的肿瘤，血管造影有定位意义，有效提高小肠肿瘤的诊断率。

4. CT检查　对诊断小肠肿瘤的帮助不大，仅对瘤体巨大的平滑肌肉瘤等才能显示突向肠腔外的肿块影。

5. 超声检查　仅对巨大腔外肿块或确定有无转移等有所帮助。

6. 实验室检查　小肠肿瘤伴有慢性出血者，可出现红细胞和血红蛋白降低、大便潜血实验阳性。肿瘤标志物在小肠肿瘤患儿中均无增高。

### 四、治疗

小的或带蒂的良性肿瘤可连同周围肠壁组织一起做局部切除，较大的或局部多发的肿瘤做部分肠切除吻合术，恶性肿瘤则需连同肠系膜及区域淋巴结做根治性切除术，术后重新根据情况选用化疗或放疗，小儿恶性肿瘤预后不良，曾有报告存活1～5年者仅占21%左右，但也有存活20年的个案报告。

### 五、护理措施

1. 完善术前相关检查。

2. 病房每日开窗通风2次，每次30分钟，适时增减衣物，预防感冒。

3. 增进患儿抵抗力，进食高营养、高维生素、高热量的饮食，如有贫血给予纠正。

4. 手术前禁食禁饮6～8小时，胃肠减压，备皮，备血。

5. 术前肌注阿托品，抑制腺体分泌。

6. 生命体征的监测　术后常规监测患儿呼吸、脉搏和血压的变化，如患儿出现心慌、头晕、面色苍白、血压下降和脉搏细速等症状应高度怀疑出血可能。

7. 体位的管理　患儿手术回到病房后给予平卧位，在生命体征正常，神志清醒的情况下可给予半卧位，床头抬高不得低于40°角，保持斜坡位。

8. 饮食的护理　禁食3天左右，禁食期间给予补液，肠动恢复后，可开始进少量流质，逐步过渡为半流质。待患儿胃肠功能恢复后逐步给予流质、半流质及软食，要选择富含营养，易消化，少刺激性、低脂肪的饮食，可给高蛋白，多碳水化合物的食物，如奶类、鱼肉、精细面粉食品、果汁、菜汤等。

9. 伤口及大便的管理　术后严密观察患儿腹部腹胀及伤口渗出的情况，利用分散患儿注意力的方法或使用镇静剂保持患儿的安静，避免哭闹增加腹压，对腹胀厉害的患

儿，可给予腹带包扎，防止伤口裂开，观察切口外敷料是否干燥，对渗出液较多的伤口及时配合医生更换渗湿的敷料、衣服及床单，保持床褥清洁整齐。术后需要严密观察大便排出的性状和颜色以及量，必要时留取图片，供医生治疗时的参考。

10. 保持胃肠减压管及腹腔引流管的通畅，避免扭曲、受压或打折，指导家长防止患儿抓脱引流管，观察并记录引流液的颜色、性状及量。

11. 术后24小时，一般情况许可，可指导患儿离床活动，促进肠蠕动恢复，若为肠吻合手术，下床活动时间和进食时间应适当推迟。

12. 若患儿给予放化疗治疗，认真执行放化疗药物的使用原则，注意用药后反应，呕止、脱发者，做好基础护理，减少化疗反应造成的不适。

### 六、出院指导

护理人员指导家长出院后给予患儿补益气血、健脾和胃的食物，少吃或限制食肥肉、油腻、煎炸等不易消化的食品，忌食葱、姜、蒜、辣椒等辛辣刺激性食物，多食绿色蔬菜，颜色越是浓绿，蔬菜的抗氧化剂含量也就越高，就越能有效地防癌、抗癌，还要注意不能暴饮、暴食。随访中定期复查身高、体重、营养状况及肿瘤标志物、血糖、糖耐量实验、凝血功能、肝肾功能和CT或超声影像学检查。若是恶性肿瘤患儿，指导家长放化疗期间定期门诊复查，检查肝功能、血常规等；术后每3个月复查一次，半年后每半年复查一次，至少复查5年。


# 第十节　先天性肠旋转不良


先天性肠旋转不良是一组胚胎发育中肠管不完全旋转和固定的解剖异常，指胚胎期肠管以肠系膜上动脉为轴心的旋转运动发生障碍，导致肠管位置发生变异及肠系膜附着不全，易引起上消化道梗阻和肠扭转肠坏死，大多在婴儿及儿童期出现症状。出生后可引起完全或不完全性肠梗阻，多发于新生儿期（占74%），是造成新生儿肠梗阻的常见原因之一。

### 一、病因

在胚胎期肠发育过程中，肠管以肠系膜上动脉为轴心，按逆时针方向从左向右旋转。正常旋转完成后，升、降结肠由结肠系膜附着于后腹壁，盲肠降至右髂窝，小肠系膜从Treitz韧带开始，由左上方斜向右下方，附着于后腹壁。如果肠旋转异常或中止于任何阶段均可造成肠旋转不良。当肠管旋转不全，盲肠位于上腹或左腹，附着于右后腹壁至盲肠的宽广腹膜系带可压迫十二指肠第二部引起梗阻；也可因位于十二指肠前的盲肠直接压迫所致。另外，由于小肠系膜不是从左上至右下附着于后腹壁，而是凭借狭窄的肠系膜上动脉根部悬挂于后腹壁，小肠活动度大，易以肠系膜上动脉为轴心，发生扭转。过度扭转造成肠系膜血循障碍，可引起小肠的广泛坏死。

## 二、临床表现

肠旋转不良有四种不同形式的临床表现，包括急性发作的肠扭转、亚急性的十二指肠不全梗阻、慢性和反复发作的腹痛和呕吐，部分患儿可长期无症状，仅在进行其他疾病检查时无意中发现。新生儿突发胆汁性呕吐，呕吐尚与十二指肠折叠成角及腹膜束带压迫导致十二指肠梗阻有关。除了胆汁性呕吐，患儿可有腹胀、脱水、激惹等。绞窄性肠梗阻患儿则有意识淡漠、感染性休克表现。其他临床表现包括腹壁潮红、腹膜炎、酸中毒、血小板减少、白细胞增多或减少，以及由肠黏膜局部缺血所致肠道出血和黑便。中肠扭转也可出现间歇性的症状，主要见于年长患儿。包括慢性腹痛、间歇性呕吐（有时为非胆汁性）、厌食、体重下降、生长发育不良、肠道吸收障碍、腹泻等。肠部分扭转者肠系膜静脉和淋巴回流受阻，可致营养素吸收障碍、肠腔内蛋白质丢失。动脉供血不足致黏液缺血，出现黑便。

## 三、辅助检查

1. 血液检查　外周血可有白细胞增多或减少，血小板减少，血生化检查可有代谢性酸中毒等。

2. 腹部直立位平片　每个有胆汁性呕吐的新生儿都应立即接受影像学检查，通常为前后直立位及侧卧位腹部平片，往往显示下腹部只有少数气泡或仅显示一片空白。中肠扭转影像学表现有胃出口梗阻，可见扩张的胃泡，远端气体减少；典型的双泡征提示十二指肠梗阻。

3. 上消化道造影　肠扭转最典型表现是十二指肠第二、三段出现"鸟嘴样"改变；十二指肠部分梗阻则可呈"螺旋样"改变。需要指出，怀疑急性肠扭转时不宜行此检查。腹部平片中未能显示的充满液体的扩张肠段也可使十二指肠空肠连接部下移，造成旋转不良假象，此时可经肛门注入造影剂，以确定回盲部位置。

4. 腹部CT和超声检查　肠扭转病例，腹部CT扫描或超声检查可探及扭转的小肠系膜呈螺旋状排列，也称漩涡症，对诊断有决定作用；在发生肠绞窄时可提示肠管血流异常，应紧急进行手术。

## 四、治疗

新生儿病例在入院24小时内，观察和了解呕吐情况，做X线检查和进行必要的手术前准备。小儿肠旋转不良目前无法预测何时或在何种情况下会发生，故对胆汁性呕吐患儿，必须积极诊治，绝不允许只作观察而任其发展至绞窄性肠梗阻。所以一旦发现存在旋转不良，即应手术纠治。

### 五、护理措施

1. 非紧急手术完善术前相关检查。

2. 病房每日开窗通风2次，每次30分钟，适时增减衣物，预防感冒。

3. 手术前禁食禁饮6~8小时，胃肠减压，备皮，备血，术前肌注阿托品，抑制腺体分泌。

4. 生命体征的监测　术后常规监测患儿呼吸、脉搏和血压的变化，如患儿出现发热等，及时给予处理。

5. 体位的管理　患儿手术回到病房后给予去枕平卧位，在生命体征稳定，神志清醒的情况下可给予半卧位，床头抬高不得低于40°角，保持斜坡位。

6. 饮食的护理　禁食3天左右，禁食期间给予补液，肠蠕动恢复后，可开始进少量流质，逐步过渡为半流质。待患儿胃肠功能恢复后逐步给予流质、半流质及软食，要选择富含营养、易消化、少刺激性、低脂肪的饮食，可给高蛋白、多碳水化合物的食物，如奶类、鱼肉、精细面粉食品、果汁、菜汤等。

7. 伤口及大便的管理　术后严密观察患儿腹部腹胀及伤口渗出的情况，利用分散患儿注意力的方法或使用镇静剂保持患儿的安静，避免哭闹增加腹压，对腹胀厉害的患儿，可给予腹带包扎，防止伤口裂开，观察伤口外敷料是否干燥，对渗出液较多的伤口及时配合医生更换渗湿的敷料、衣服及床单，保持床褥清洁、整齐。术后需要严密观察大便排出的性状和颜色以及量，必要时留取图片，供医生治疗时参考。

8. 保持胃肠减压管、尿管及腹腔引流管的通畅　避免扭曲受压或打折，指导家长防止患儿抓脱引流管，观察并记录引流液的颜色、性状及量。

9. 术后护理　术后24小时，一般情况许可，可指导患儿离床活动，每天活动时间不少于6小时，以促进肠蠕动恢复，若为肠吻合手术，下床活动时间和进食时间应适当推迟。

### 六、出院指导

指导家长给予患儿进食高热量、高维生素、高蛋白、低脂食物，多食新鲜蔬菜、水果，忌食辛辣刺激性食物，1个月内避免剧烈活动，若出现呕吐、腹痛等症状，及时就诊。

## 第十一节　直肠黏膜脱垂

直肠黏膜脱垂是指直肠黏膜、肛管、直肠和部分乙状结肠向下移位，脱出于肛外的一种慢性疾病，简称脱肛，是婴幼儿常见疾病，好发于5岁以内，小于1岁和大于8岁者罕见。

## 一、病因

发病原因尚未完全清楚，下列各因素与发病有关。

1. 解剖因素　小儿骶尾骨弯度小，直肠较垂直，腹内压增高时，直肠缺乏支持而易于脱垂。直肠陷凹腹膜反折过低，腹内压增高和肠襻压迫使直肠前壁突入直肠壶腹导致脱垂。

2. 腹内压增高　长期便秘、腹泻、慢性咳嗽和排尿困难等引起腹内压增高，可导致直肠脱垂。近年来国外研究发现，直肠脱垂常伴有精神或神经系统疾患，两者间的关系目前尚不清楚，有人认为神经系统病变时，控制及调节排便的功能发生障碍，直肠慢性扩张，对粪便刺激的敏感性减弱，从而产生便秘和控制排便能力下降。排便时异常用力，使肛提肌及盆底组织功能减弱，也是直肠脱垂的常见原因。

3. 其他　外伤、手术引起腰骶神经麻痹，致肛管括约肌松弛，引起直肠黏膜脱垂。

## 二、临床表现

直肠黏膜脱垂患儿病前无不适，早期在用力排便后肛门口出现红色肿块，便后回纳。起病缓慢，早期感觉直肠胀满，排粪不净，以后感觉排便时有肿块脱出而便后自行缩回，疾病后期咳嗽、用力或行走时都会脱出，需用手托住肛门。如直肠脱出后未及时托回，可发生肿胀、炎症，甚至绞窄坏死。患儿常感大便排不尽，肛门口有黏液流出，便血、肛门坠胀、疼痛和里急后重，有时伴有腰部、下腹部或会阴部酸痛。

## 三、辅助检查

直肠黏膜脱垂诊断不难，患儿蹲下做排粪动作，腹肌用力，脱垂即可出现。部分脱垂可见圆形、红色、表面光滑的肿物，黏膜呈"放射状"皱襞、质软，排粪后自行缩回。若为完全性，则脱出较长，脱出物呈宝塔样或球形，表面可见环状的直肠黏膜皱襞。直肠指诊感到括约肌松弛无力。如脱垂内有小肠，有时可听到肠鸣音。个别病例需行肛门镜检查方可确诊。

## 四、治疗

直肠黏膜脱垂是一种自限性疾病，可在5岁前自愈，故以非手术治疗为主。根据分型采用不同的治疗方法。保守治疗适用于Ⅰ型脱垂者（直肠黏膜脱出肛门外小于4cm），硬化剂治疗适用于5岁以上脱垂严重者，或5岁以下经保守治疗未愈者；手术治疗仅适用于少数年长的Ⅲ型脱垂（肛管、直肠全层或部分乙状结肠脱出肛门外）及经硬化剂治疗无效者，可选用肛门周围结扎术、直肠悬吊术或直肠脱垂切除术。

## 五、护理措施

1. 保守治疗　患儿要注意增加营养，有便秘者给予缓泻剂，必要时灌肠，保持排便的通畅。训练患儿每日定时排便的习惯及较妥当的排便姿势，对体质虚弱、重度营养不良及肛门松弛较重者，用粘膏固定两侧臀部，中央留孔排便，每隔3～5天更换一次，持续3～4周。脱肛暂不能复位、无肠坏死者，湿热敷20～30分钟，待水肿减轻后再行复位。

2. 硬化疗法　注射后局部可能出现红、肿、痛，要卧床休息1～2周，平卧3～5天，进少渣易消化的食物，在此期间排便时，取平卧位或侧卧位。避免蹲坐致脱肛复发。

3. 手术疗法　要注意防止切口感染，给予抗生素治疗，保持患处清洁，进少渣易消化的食物，增加饮水，保持大便的通畅。

### 六、出院指导

多食新鲜蔬菜、水果，忌食辛辣刺激性食物，增加饮水，防止便秘，训练每日定时排便的习惯及较妥当的排便姿势，保持大便的通畅，注意保持内裤的干燥，保持肛周皮肤的清洁，减少会增加腹压的活动，如跳跃、哭闹、打喷嚏等，尤其是要避免久蹲，以免脱肛复发，若出现复发症状，及时就诊。

# 第十二节　肠损伤

肠包括小肠（空肠、回肠）和大肠（结肠、直肠），是空腔器官，腹部受伤后以小肠损伤多见，其次为脾肝损伤，大肠损伤列后。

### 一、病因

#### （一）小肠损伤的病因

造成小肠损伤的直接暴力多属于钝性伤，是由暴力将小肠挤压于腰椎体造成，经挤压肠管内容物急骤向上下移动，上至屈氏韧带，下到回盲瓣，形成高压闭襻性肠段。穿孔多在小肠上、下端的70cm范围内。

常见原因有：

1. 交通肇事　交通肇事引起的损伤最常见，而且损伤多伴复合伤，有小肠损伤，还可能有脾损伤，膀胱、肾损伤，以及颅脑等脏器损伤。

2. 跌落伤　小儿由房屋、高墙、树上跌下，多见于农村儿童。城市儿童也可以由楼梯、凉台、窗台不慎坠地，腹部撞到其他物体或腹部落在突出地面上的木桩、石块、铁栏杆等尖锐物体上而受损伤。

3. 打击伤　外力直接打击腹部而造成的损伤，如殴打脚踢、投掷石块，还有少见的挤压伤、爆炸伤、牵拉伤等。

（二）结肠损伤的病因

1. 穿透性损伤 最常见，如刀剪及尖锐器的刺伤，可致结肠不同程度的损伤。

2. 钝器损伤 由于交通事故，地震及房屋倒塌等引起的腹部闭合性损伤时，作用力直接对脊柱，可致横结肠断裂伤；或因结肠壁薄、张力大、挤压肠管破裂；或损伤累及结肠系膜的血管导致结肠坏死等等。

3. 医源性损伤 乙状结肠镜或纤维结肠镜检查时，可因操作不当，而引起结肠穿孔破裂；或电灼息肉引起结肠穿孔破裂，在钡剂灌肠或气钡双重加压造影使肠套叠复位时，可引起结肠破裂穿孔；也可因手术损伤肠壁及系膜造成结肠损伤。

## 二、临床表现

（一）小肠损伤

小肠盘曲于中、下腹，可发生多处肠管破裂、穿孔，有时伴有肠系膜血管破裂出血。小肠穿破，碱性小肠液流出形成强刺激的化学性腹膜炎，后继发感染为细菌性腹膜炎。主要表现：腹痛是小肠损伤出现最早的常见症状，腹痛的性质和程度因肠道损伤部位不同有所不同。腹部特别是腹中部受伤后，出现持续腹痛，疼痛剧烈，腹肌紧张，压痛，反跳痛，膈下有游离气体，肠鸣音消失。上部小肠，特别是十二指肠损伤引起的腹痛较重，有时出现腰背部放射性疼痛，呕吐也是常见症状，十二指肠损伤时可呕血或咖啡渣样物。患儿受伤后若肠壁未完全破裂（挫伤）或伤口小为大网膜或邻近肠管粘连堵住，则自觉症状较轻，表现主要是局部触痛和肠鸣音减弱。

（二）大肠损伤

大肠位于空回肠外周，大部分肠管位置固定，故钝器伤不多见，绝大多数是腹部穿透伤，且常伴有腹内器官损伤，大肠损伤发生率虽低但因肠腔含菌量大、污染重、肠壁薄、血运差、愈合力弱，所以处理较困难、麻烦。大肠损伤肠内容物漏出慢，化学刺激性轻，早期症状体征一般不明显，容易漏诊，应引起医生注意。根据有腹部外伤后出现腹痛、恶心、呕吐及腹膜炎的体征，X线可见气腹征和诊断性穿刺抽出粪便样液体，即可确定结肠损伤。

## 三、辅助检查

1. X线检查 腹部平片或透视发现膈下有游离气体或腹膜后有积气，且腹部肠管普遍胀气或有液平面，以确定有否空腔脏器损伤，根据部位以确定有否结肠破裂损伤。腹平片还可发现骨折及金属异物等等。

2. 腹腔诊断性穿刺（简称腹穿） 对疑有闭合性腹部损伤，或伤后意识不清的患儿是一项简便有效的诊断措施。可在左或右下腹麦氏点处进行腹腔穿刺，根据抽出的液体确定，如为粪便样物质是肠损伤，如有胆汁样液体多为十二指肠或胆道损伤，如抽出液体涂片有多数脓细胞提示有腹膜炎，有不凝固的血液可能是实质性脏器损伤，如抽出为迅速凝固的血液，可能误穿血管或进入腹腔外血肿。

3. 腹腔镜检查　近年来 纤维腹腔镜逐渐广泛应用，使腹部损伤的早期确诊率不断提高，可以在直视下观察到腹腔脏器损伤的部位、程度，为决定治疗措施提供依据，而且可以对一些损伤进行修补。

4. CT检查和B型超声检查　对实体器官损伤有较高的确诊率，可以观察到损伤部位、深度、大小、范围等，对空腔脏器的损伤可提供参考。尤其对并发腹腔积液及脓肿的诊断较为准确。

### 四、治疗

（一）治疗原则

1. 小肠损伤　确诊为小肠损伤者，或在检查后虽不能确定内脏损伤，经密切观察，出现腹胀，移动性浊音阳性，肠鸣音减弱或消失，腹腔穿刺多为阳性，X线检查膈下有游离气体，应行剖腹探查术，若发现腹腔内出血，应首先探查实质性脏器及肠系膜血管，寻找出血病灶。位于系膜缘的小穿孔有时难以发现，小肠起始部、终末端、有粘连的肠段和进入疝囊的肠祥易受损伤，应特别注意。对穿孔处可先轻轻夹住，阻止肠内容物继续外溢，待完成全部小肠探查，再根据发现酌情处理。小肠外伤的处理取决于其程度及范围。

（1）肠壁小的挫伤可不必处理。浆膜或浆肌层小撕裂伤，应行浆肌层缝合。肠壁血肿应将其切开，止血后行浆肌层缝合。

（2）肠壁小穿孔可作横行间断缝合。

（3）肠壁缺损大、严重挫伤致肠壁活力丧失或某一肠段有多处穿孔，宜行小肠部分切除吻合术。

2. 结肠损伤　结 肠损伤疗效好坏主要取决于能否及早手术，对可疑者，必要时可行剖腹探查。由于大肠血液供给不及小肠丰富，肠内容物较硬，故愈后较差，肠漏发生机会较多，处理方式基本有三种：

（1）先在肠破裂处腹壁外造口，待病情稳定再剖腹。

（2）在肠管修补或切除吻合后，在近侧插管造口引流，愈合拔引流管，造口自愈。

（3）将修补吻合的肠管全置于腹壁外，并在其近侧造口插管，待愈合后再手术回入腹内。

### 五、护理措施

1. 完善术前相关检查。

2. 观察生命体征及腹部体征的变化，注意有无休克表现，休克者取休克卧位，无休克者取半卧位。

3. 备皮、备血、青霉素皮试，术前30分钟至1小时接受输液及麻醉前用药。

4. 手术后去枕平卧6小时，头偏向一侧，防止呕吐、误吸。麻醉清醒后6~8小时取半卧位。

5. 严密监测生命体征，必要时给予吸氧。

6. 术后禁饮禁食，持续胃肠减压至肠鸣音恢复，生理盐水冲胃管3次／日，观察胃液的颜色、性质及量。

7. 术后病情稳定需早期下床活动，每日活动时间不少于6小时，以促进肠蠕动，防止肠粘连。

8. 观察腹部及排气、排便情况，肠功能恢复后，给予流质饮食，逐渐向半流质、软食过渡。

9. 保持伤口敷料清洁、干燥完好，污染时及时更换。

10. 加强空肠营养管肠内营养的支持，置入空肠营养管是为了手术后经营养管注入营养物给予肠内营养支持，营养物不从胃管注入，可避免增加空肠修补处的负担，影响吻合口愈合，从而既可保证机体营养的供应，又有助于肠道功能和吻合口的恢复。注入时患儿取半卧位，先抽吸胃内残留量，每次输注前后均用少许温开水冲净导管，防止残留在导管内的物质腐败。输注完毕后嘱患儿保持半卧位30分钟，避免剧烈活动。每次的注入量及时记录在护理记录单上。

11. 行肠造瘘者，按肠造瘘术后护理常规护理。

## 六、出院指导

需携带营养管出院的患儿，在院期间要帮助家长掌握注射器注入营养液的要点，要告知患儿及家属妥善固定喂养管，避免牵拉，严防脱落，注意营养液要现配现用，输注营养液前后，应用温开水冲洗营养管，输注时尽量减少空气进入，以免引起胃肠胀气，出院后注意保持造口周围皮肤清洁、干燥。指导家属合理安排饮食，给患儿进食清淡易消化的食物，根据患儿进食后反应，合理安排饮食频率和量，不必强求增加进食次数和量，以免增加胃肠负担，每周称体重，避免营养不足。

1. 术后2个月内饮食以流质为主，品种由少至多，补充蛋白质（牛奶、豆浆、稀释的蛋白粉等）、维生素（各种果汁、蔬菜汁），确保热卡和营养的供给。

2. 术后第3个月起，可进半流质饮食（粥、米糊、蒸鸡蛋、煮烂的面条等），如无不适，转为软食，半年后改普食，但仍应避免生冷、辛辣的刺激食物；3个月内避免剧烈运动，若出现腹胀、腹痛、呕吐等现象，及时就诊。

# 第十三节　环状胰腺

环状胰腺是小儿先天性十二指肠梗阻的病因之一，是胰腺组织异常发育成环状或钳状包绕于十二指肠降部，当环状胰腺对肠管造成压迫时引起十二指肠完全性或者不完全性梗阻，占十二指肠梗阻性疾病的10%～20%。

## 一、病因

对于胚胎发育过程中形成环状胰腺的确切病因目前尚不完全明了，主要有两种解释。胰腺是由胚胎的原肠壁上若干突起逐渐发育融合而成的。背侧的胰始基是从十二指肠壁上直接发生，腹侧的胰始基则自肝突起的根部发生。以后背侧的胰始基发育成胰腺的体与尾，其蒂部成为副胰管；腹侧的胰始基的蒂部成为主胰管，末端则为胰头部。在胚胎第6周左右，随着十二指肠的转位，腹胰也转位至背胰的后下方；在第7周时，背胰和腹胰开始接触，最后两胰合并为一个胰腺，两个胰管也互相融会贯通。因此，一种理论认为，环状胰腺是由于位于十二指肠腹侧始基未能随十二指肠的旋转而与背侧始基融合所致；另一种理论则认为，由于腹侧与背侧胰始基同时肥大，因而形成环状胰腺，并将十二指肠第二段完全或部分围住，造成梗阻。

## 二、临床表现

临床症状主要表现为十二指肠梗阻，取决于环状胰腺对十二指肠的压迫程度，部分病例可终身无症状。文献报道40%～60%病例于新生儿期出现症状。新生儿型多在出生后1周内发病，2周以上发病者少见。主要表现为急性完全性十二指肠梗阻。患儿往往是出生后1～2天内或在第一次喂奶即出现呕吐，呕吐为持续性，呕吐物中含有胆汁，重者吐咖啡色物。由于频繁的呕吐，可继发脱水、电解质紊乱和酸碱平衡失调、营养不良。

环状胰腺压迫较轻，症状出现较晚，可于任何年龄发病。年长儿有环状胰腺者表现为十二指肠不全性梗阻。反复发作间歇性呕吐，呕吐物为含或不含胆汁的宿食，有的伴有腹痛、腹胀、食欲减退等，常可见胃型和胃蠕动波。随着年龄增长症状日趋严重，发作间歇期缩短，生长发育和营养状况均受障碍。

## 三、辅助检查

1. 腹部平片　腹部平片见到典型的"双泡征"或"单泡征""三泡征"，是十二指肠梗阻型疾患的共同表现。卧位片可见胃和十二指肠壶腹部均扩张胀气，出现所谓双气泡征（double bubble sign）。因胃和十二指肠壶腹部常有大量空腹滞留液，故在立位片可见胃和十二指肠壶腹部各有一液平面。有时十二指肠狭窄区上方与下方肠管均胀气，从而将狭窄区衬托显影。

2. 胃肠钡剂造影　钡餐 检查可显示十二指肠球部和幽门管扩张，降部呈现内陷，降部以下钡剂不能通过，可见线形狭窄或节段性狭窄，钡剂排空延迟。钡剂灌肠显示出正常结肠形态为环状胰腺特征之一。

3. 内窥镜逆行性胰胆管造影（endoscopic retrograde cholangiopancreatography，ERCP）　镜下造影能使环状胰管显影，对诊断极有帮助。由于环状胰腺引起的十二指肠狭窄常在主乳头的近侧，若内镜不能通过狭窄则无法造影，有时可因环状胰腺压迫胆总管末端出现胆总管狭窄像。

4. CT　服造影剂后十二指肠充盈，可看到与胰头相连续的围绕十二指肠降段胰腺组织通常因环状胰腺组织薄，环状胰腺多不易直接显影，若看到胰头部肿大和十二指肠降段肥厚和狭窄等间接征象同样对诊断有帮助。

5. MRI与磁共振胆胰管成像（magnetic resonance cholangiopancreatography，MRCP）MRI可看到与胰头相连续的围绕十二指肠降段与胰腺同等信号强度的组织结构，可确认为胰腺组织。MRCP通过水成像的原理可很好地显示环状胰管影。

### 四、治疗要点

环状胰腺通过早期诊断，短期内积极的术前准备，选择合理的术式及术后注意保暖，持续有效的胃肠减压，良好的术后营养和水、电解质平衡，可获得满意的疗效。

环状胰腺唯一治疗方法是手术。手术不做胰腺分离及切除，应行改道手术，手术方法很多，目前公认最好，符合解剖生理的手术方法是十二指肠前壁菱形侧侧吻合术。本术式操作较容易，能完全解除十二指肠梗阻，又能保持胃的功能，而且没有损伤胰管、发生胰瘘的危险，因此比较符合生理，可作为首选的术式。手术方法：切开十二指肠外侧缘后腹膜，游离梗阻的十二指肠近端和远端；再在梗阻近端和远端的肠管前壁各作两针牵引线，然后在梗阻近端肠管前壁做横向切口，在远端前壁做纵向切口，用1号丝线作间断全层缝合，最后做浆肌层间断缝合。

### 五、护理措施

（一）术前准备

1. 新生儿伴脱水者，迅速建立有效的静脉通路，补充液体和电解质。

2. 持续胃肠减压，防止误吸。

3. 合并肺部感染者经静脉给予抗生素，注射维生素K和维生素C，预防术后出血。

4. 慢性十二指肠梗阻的患儿，应纠正营养不良和慢性脱水。可每日补充氨基酸和脂肪乳剂，低蛋白血症者输入白蛋白，待全身情况改善后手术。

5. 手术前两日给予流质饮食。

6. 术前晚及术晨用生理盐水洗胃。

### （二）术后护理

1. 注意保暖，每1小时测体温1次，除保持呼吸道通畅外，密切观察呼吸、心率变化以及尿量。

2. 全麻尚未苏醒时采用头低足高位，头部偏45°侧卧，直至清醒。每2~3小时更换体位。

3. 严格掌握输液速度和量，滴速一般为15滴／分钟以下，应及时补充钙、镁离子，防止发生低血钙，低血镁。

4. 注意保持胃肠减压引流管的通畅，防止其扭曲、阻塞、脱出，观察引出物颜色、量、性质变化。

5. 加强饮食护理，一般需要5~12天的时间，新生儿待肠蠕动恢复后，应先试喂少量开水，如无不良反应再喂奶；年长儿给适量流质再逐渐增加食量，以免因一次进食过多导致吻合口瘘，进食后应注意大便量及颜色。

6. 全身情况差或营养不良者，术后给予静脉营养治疗，以促进吻合口的愈合，因此需要合理安排输液顺序，加强静脉管道的维护，保证药物的有效供应。

7. 观察腹部体征及伤口情况，污染时及时更换，警惕切口感染。

8. 术后病情稳定需早期下床活动，每日活动时间不少于6小时，以促进肠蠕动，防止肠粘连。

## 六、出院指导

新生儿要循序渐进增加奶量，添加辅食要注意有规律，避免进食过饱；年长儿指导家长给予患儿进食高热量、高维生素、高蛋白、低脂食物，多食新鲜蔬菜、水果，忌食辛辣刺激性食物，3个月内避免剧烈活动，若出现呕吐、腹痛等症状，及时就诊。

# 第十四节　肠蛔虫症

蛔虫是儿童期消化道常见的寄生虫，是儿童期肠梗阻的主要原因之一。随着人民生活水平的不断提高，卫生保健事业的发展，蛔虫引起的外科疾病逐年减少，但在偏远山区，仍然较为多见。本病多在幼儿及儿童期发病，临床上以蛔虫性肠梗阻为主要表现。

## 一、病因

正常情况下蛔虫寄生于空肠和回肠，当寄生宿主机体环境和肠管功能发生紊乱，如发热、食欲缺乏、恶心、腹泻、饮食不洁及吃刺激食物过多，驱蛔虫方法不当或药剂用量不足时，使蛔虫体受刺激兴奋性增高，在肠道内活动加强，并相互扭曲呈团状，严重者阻塞肠腔造成梗阻。蛔虫团还可以扭转，产生绞窄。

## 二、临床表现

肠道蛔虫常引起反复发作的上腹部或脐周腹痛。由于虫体的机械性刺激及其分泌的毒物和代谢产物可引起消化道功能紊乱和异性蛋白反应，如食欲缺乏、恶心、腹泻和荨麻疹。儿童严重感染者，可引起营养不良、精神不安、失眠、磨牙、夜惊等。腹痛时愿意有人用手揉压。个别患儿出现偏食及异食，喜食灰渣、墙皮、土块和纸。还可出现恶心、呕吐、轻微腹泻或便秘。孩子虽然食量大，但不长肉，严重的还会发生营养不良、贫血及生长发育落后；神经系统症状表现为精神萎靡、兴奋不安、易怒、头疼、睡眠不佳、磨牙。蛔虫幼虫周游人全身时，可引起一系列症状。移行至肝脏可引起肿大，压痛及肝功异常，甚至引起肝脓肿。移行至肺可引起轻微咳嗽，常不被人注意，少数可引起过敏性肺炎。移动至其他器官还可引起脑膜炎、癫痫、视网膜炎。蛔虫毒素可导致荨麻疹、皮肤瘙痒及急性结膜炎。蛔虫在肠道内集结成团，可堵塞小肠造成蛔虫性肠梗阻，蛔虫有钻孔特性，钻入胆道形成胆道蛔虫症；钻入阑尾，表现如同急性阑尾炎。如发生胆道及阑尾穿孔还可诱发腹膜炎。蛔虫还可上窜从口腔或鼻孔钻出，再从咽部钻入气管，严重时发生窒息。

## 三、辅助检查

1. 腹部触诊　触及条索状或面粉团状能活动肿块，压之可变形。

2. 实验室检查　白细胞总数增高，其中嗜酸性细胞可达10%以上，大便常规镜下可找到蛔虫卵。

3. 腹部X线平片　立位可见多个液平面，同时可见到条索状和斑点状卷曲的蛔虫阴影。

4. B超　显示肠腔内蛔虫闭块影像。

5. 胰胆管造影　有助于异味蛔虫症的诊断。

## 四、治疗要点

蛔虫性肠梗阻多数为不完全性肠梗阻，宜先采用非手术疗法治疗，大部分病例可获痊愈。

### （一）非手术疗法

给予禁食、胃肠减压、补液纠正脱水及电解质紊乱。应用肠道解痉剂以缓解肠壁痉挛，有利蛔虫疏散，待中毒症状消退后再用驱虫药物，苯咪唑类药物是广谱、高效、低毒的抗虫药物，应用最广的有甲苯达唑和阿苯达唑，有发热及白细胞增高者，适当用抗生素。对严重感染者往往需多次治疗才能治愈。治疗中偶可出现蛔虫躁动现象，有可能发生胆道蛔虫症。

（二）手术疗法

手术指征为完全性梗阻，保守治疗不缓解，疑有肠坏死者或肠穿孔、肠扭转及绞窄性肠梗阻。

## 五、护理措施

（一）保守疗法

保证患儿充分的睡眠和休息，发作和并发胆道感染时应绝对卧床休息；患儿首次发作有恐惧心理，应积极关心和体贴患儿，并解释病情，使其解除顾虑；保持病区环境安静，以使患儿得到更好的休息，以恢复由于发作时大量消耗的体力，当患儿发生呕吐时，应及时清除患儿口腔内的呕吐物，并漱口，以防口腔感染；观察排便情况；禁食期间加强输液的护理；能进食后，给予易消化、高热量、高蛋白质饮食。

（二）术前、术后护理

1. 完善术前相关检查。

2. 术前30分钟至1小时接受输液及麻醉前用药。

3. 手术后去枕平卧6小时，头偏向一侧，防止呕吐、误吸，麻醉清醒后6～8小时取半卧位。

4. 术后禁饮禁食，持续胃肠减压至肠鸣音恢复，生理盐水冲胃管3次／日，观察胃液的颜色、性质及量。

5. 肠吻合的患儿术后严密监测生命体征，必要时给予吸氧。

6. 观察腹部体征及伤口情况，污染时及时更换敷料，警惕切口感染。

7. 术后病情稳定需早期下床活动，每日活动时间不少于6小时，以促进肠蠕动，防止肠粘连，若为肠吻合手术，下床活动时间和进食时间应适当推迟。

8. 待肠鸣音恢复后，一般术后3～5天，可开始进少量流质，逐步过渡为半流质和软食。

9. 保持各引流管的通畅，避免扭曲、受压或打折，指导家长防止患儿抓脱引流管。

## 六、出院指导

指导患儿养成良好的卫生习惯，饭前便后要洗手。宜给予易消化，高热量、高蛋白质饮食，如主食米饭、面条、面饼，可食用含糖分高的糕点、糖果等食物，多吃些鸡蛋，动物瘦肉、乳品、黄豆及豆制品、含维生素食物，如新鲜蔬菜、水果等。出现腹痛、食欲差等症状及时就诊。

# 第五章　高危新生儿疾病

## 第一节　新生儿窒息

新生儿窒息（asphyxia of newborn）是指胎儿娩出后1分钟，仅有心跳而无呼吸或未建立规律呼吸的缺氧状态，是新生儿死亡及伤残的主要原因之一。

### 一、病因及发病机制

窒息的本质就是缺氧，凡是影响胎盘或肺气体交换的因素都可以引起窒息。

#### （一）母体因素

母亲患有全身性疾病如糖尿病、心脏病、严重贫血及肺部疾患；妊娠期高血压疾病；吸毒、吸烟；年龄35岁或＜16岁等。

#### （二）分娩因素

胎位不正，使用高位产钳、胎头吸引；产程中镇静剂、麻醉剂、催产药使用不当等。

#### （三）胎儿因素

早产儿、小于胎龄儿、巨大儿；先天畸形如呼吸道畸形；羊水或胎粪吸入气道；胎儿宫内感染所致神经系统受损等。

#### （四）胎盘因素

胎盘老化、前置胎盘等。

#### （五）脐带因素

脐带脱垂、打结、绕颈等。

### 二、临床表现

#### （一）胎儿宫内窒息

早期表现为胎动增加，胎心率≥160次／分钟；晚期表现为胎动减少或消失，胎心率＜100次／分钟，羊水被污染。

（二）Apgar评分

Apgar评分是临床上评价新生儿窒息程度的一种简易方法。内容包括呼吸、心率、皮肤颜色、对刺激的反应和肌张力5项指标，每项0～2分，共10分。根据出生后1分钟的Apgar评分，将窒息分为轻度和重度。4～7分为轻度窒息，表现为新生儿面部和全身皮肤呈青紫色，呼吸表浅或不规律，心率80～120次／分钟，心跳规则且有力，对外界刺激有反应，喉反射存在，肌张力好，四肢屈曲。轻度窒息易抢救，预后好；如果抢救不及时，可转为重度窒息。0～3分为重度窒息，表现为新生儿口唇、皮肤苍白，无呼吸或仅有喘息样微弱呼吸，心率<80次／分钟，对外界刺激无反应，喉反射消失，肌张力松弛。如果抢救不及时可致新生儿死亡。

（三）并发症

缺氧、缺血可造成多器官损伤，其中脑细胞最为敏感，其次为心肌、肝、肾上腺，各系统发生的频率和程度各有差异。

### 三、治疗原则

出生后立即进行评估及复苏，采用国际公认的ABCDE复苏方案。

### 四、护理

1. 积极做好抢救新生儿的准备工作，每位新生儿分娩前都应做好复苏准备。

2. 积极配合医生按ABCDE复苏方案对新生儿窒息者进行复苏。

（1）畅通气道（要求在15～20秒内完成）：新生儿娩出后应将其置于预热的开放式辐射台上，保持体温；摆正体位，使颈部轻微仰伸，保持呼吸道通畅，必要时清理呼吸道，吸氧；用温热干毛巾揩干全身减少散热。

（2）建立呼吸：轻度窒息患儿可采用摩擦患儿背部、指弹足底等方法刺激患儿恢复自主呼吸。如无自主呼吸、心率小于100次／分钟者，应立即用复苏气囊进行正压通气，操作时面罩应密闭口、鼻，通气频率为40～60次／分钟，呼吸比1：2；压力大小应根据患儿体重而定，通气有效可见胸廓起伏。15～30秒后再次评估，如无规律性呼吸或心率<100次／分钟，需要进行气管插管正压通气。

（3）维持正常循环：气管插管正压通气30秒后，心率：60次／分钟或心率在60～80次／分钟不再增加，应同时进行胸外心脏按压，按压有效可摸到颈动脉和股动脉搏动。

（4）药物治疗：建立有效的静脉通道，保证药物及时进入体内；胸外按压心脏30秒后，心率仍<60次／分钟，可给予静脉、气管内注入1：1000肾上腺素；酌情使用纠酸、扩容剂等。

（5）评估：复苏过程中，及时评价患儿情况并准确记录。

3. 吸氧 氧浓度40%～50%为宜。氧流量1～2L／分钟。给氧可用鼻导管或面罩。

给氧期间应严密观察病情变化，注意湿化，鼻导管给氧注意定时更换导管，防止分泌物堵塞。

4. 保暖　在整个抢救过程中注意保暖极为重要，可将患儿置于新生儿辐射台上，病情稳定后放置于暖箱内或使用热水袋保温，维持患儿肛温在36.5～37℃。使用热水袋保温的过程中一定要注意观察患儿皮肤情况，避免烫伤。

5. 喂养　重度窒息患儿常规禁食12～48小时后开奶。喂养时患儿头高脚低位，少量多次，喂完后轻拍背部减轻溢乳并密切观察面色、呼吸及精神状态，详细记录呕吐情况、腹围、大便（次数、形状、颜色）、尿量等。病情稳定后可母乳喂养，按需哺乳，由于疾病本身和治疗上的因素不能直接喂养者，用鼻饲法。

6. 严密观察生命体征　复苏后仍需要严密观察呼吸、心率、面色、肤色、哭声、肌张力变化，注意喂哺情况，大小便及呕吐的量、颜色及次数等情况，准确记录24小时出入量，发现问题及时报告医生。各项护理和治疗操作均应集中进行，动作轻柔，减少不必要的搬动，使患儿保持安静状态，以免引起颅内出血等并发症。

7. 预防感染　严格控制探视人员，减少感染的机会；严格遵守无菌技术操作规程及保护性隔离制度；病房、新生儿培养箱、新生儿食具应定时消毒；遵医嘱应用抗生素。

8. 心理护理　做好家属的解释工作，患儿病情变化时及时通知家长，耐心解答家长的询问，取得患儿家长的信任和配合，减轻恐惧心理，树立信心，促进父母角色的转换。

9. 健康指导　加强围生期保健，对高危妊娠及时处理；加强胎儿监护，预防宫内缺氧；加强医护人员的急救培训；产房内配备复苏设备。

# 第二节　新生儿产伤

新生儿产伤是指在分娩过程中因为机械原因对胎儿或新生儿造成的损伤。常见的产伤性疾病有头颅血肿、锁骨骨折、臂丛神经麻痹、面神经麻痹。

## 头颅血肿

### 一、病因及发病机制

头颅血肿是由于产伤导致骨膜下血管破裂，血液积留在骨膜下而致。引起头颅血肿的原因有胎位不正、胎头吸引、产钳助产、头盆不称。

## 二、临床表现

血肿常发生的部位以头顶多见，枕、颞、额部较见，常为一侧性，少数为双侧。血肿在出生后数小时至数天逐渐增大，但其边界清楚，触之有波动感，表面皮肤颜色正常，不超过骨缝。血肿机化后变硬，需6~8周吸收。血肿大者常致贫血和黄疸加重，严重者可发生胆红素脑病。

## 三、治疗原则

血肿小时不需要处理，大血肿伴中度以上高胆红素血症者，应在严格无菌操作下抽吸血肿，并加压包扎2~3天。遵医嘱每日应用维生素$K_1$10mg，共3天。

## 四、护理

1. 密切观察血肿的大小、范围，并记录。抽吸血肿时严格无菌操作，避免感染。
2. 局部冰敷，禁按揉，在血肿周围做标记便于观察血肿的变化。
3. 监测黄疸情况，若有核黄疸早期症状，如嗜睡、精神萎靡、肌张力减弱等表现时，要及时报告医生，并配合抢救。
4. 帮助家长了解血肿的有关知识，掌握血肿的观察和护理，取得理解和配合。

# 锁骨骨折

## 一、病因及发病机制

锁骨骨折是产伤性骨折中最常见的一种，主要与分娩方式、胎儿娩出方位和出生时的体重有关。难产、巨大儿、胎儿转位幅度大发生率高。

## 二、临床表现

骨折多发生在锁骨中段外1／3处，大部分患儿无明显症状，易漏诊。但患侧上臂活动减少或被动活动时患儿哭闹，对锁骨进行常规触诊时可发现双侧锁骨不对称，病侧有增厚模糊感，局部软组织肿胀，有压痛、骨摩擦音，甚至可扪及骨痂硬块，患侧拥抱反射减弱或消失。

## 三、治疗原则

锁骨骨折一般不需要治疗；完全性骨折也可不处理，随着小儿发育，肩部增宽，错位及畸形均可自行消失。也可以在患侧腋下放置一软垫，患侧肢用绷带固定于胸前，2周可愈合。

## 四、护理

1. 观察并记录患侧肩臂运动、局部外观和硬结情况，协助医生做好固定。

2. 帮助家长了解有关知识，掌握观察和护理方法，避免急躁情绪，取得理解和配合。

# 臂丛神经麻痹

## 一、病因及发病机制

臂丛神经麻痹是新生儿周围神经损伤中最常见的一种，多由于难产、臀位、肩娩出困难等因素导致臂丛神经过度牵拉受损，足月、大于胎龄儿多见。

## 二、临床表现

根据受损部位不同可以分为：

1. 上臂型 临床较多见的一种，主要是第5,6颈神经根受损。整个患上肢下垂、内收、不能外展和外旋。肘关节表现为前臂内收、伸直、不能旋后或弯曲。腕、指关节屈曲，拥抱反射不对称。

2. 中臂型 颈7神经根受损，前臂、腕、手的伸展运动丧失或减弱，肱三头肌、拇指伸肌不完全麻痹。

3. 下臂型 颈8至胸1神经根受损，腕部屈肌和手肌无力，握持反射弱。

## 三、治疗原则

如果损伤为神经功能性麻痹，数周内可完全恢复。出生后1周开始做按摩和被动运动，大部分患儿可于治疗后2~3个月得到改善和治愈。如果为神经撕裂则留有永久麻痹。

## 四、护理

1. 密切观察患侧肢体活动与恢复情况，第一周后协助医生做按摩及被动运动，促进病情恢复。

2. 在帮助患儿治疗的过程中，鼓励家长参与到治疗中，使其观察到治疗的效果，树立信心，取得配合。

# 面神经麻痹

## 一、病因及发病机制

面神经麻痹常由于胎头在产道下降时母亲骶骨压迫或产钳助产受损所致。

## 二、临床表现

面瘫部位与胎位有密切的关系，常为一侧、周围性，眼不能闭合、不能皱眉，面部在哭闹时不对称，患侧鼻唇沟浅、口角向健侧歪斜。

## 三、治疗原则

主要是保护角膜，大多数患儿在出生后1个月内自行恢复，个别因为神经撕裂持续未恢复而需要神经移植或神经转移术治疗。

## 四、护理

1. 注意保护角膜，遵医嘱应用眼药水。
2. 密切观察并记录患侧鼻唇沟、口角、眼睑恢复情况。
3. 加强与家长之间的沟通，指导患儿家长护理技术。

# 第三节　新生儿呕吐

呕吐是新生儿期较常见的症状之一。呕吐是由消化道和其他有关的一些脏器借助一系列复杂的神经反射来完成的，在此反射弧上任何一个环节的兴奋冲动增加或增强时，就会引起呕吐。

## 一、病因及发病机制

临床上将引起新生儿呕吐的原因分为内科疾病和外科疾病两类。

### （一）与内科疾病有关的呕吐

溢乳、喂养不当、胃黏膜受到刺激、胃肠功能失调、感染、颅内压升高、遗传代谢病等均可引起新生儿呕吐。

### （二）与外科疾病有关的呕吐

1. 与前原肠有关的疾病　因病变部位在十二指肠壶腹部胆总管以上如食管闭锁、食管气管瘘、肥厚性幽门狭窄、胃扭转、膈疝等，故呕吐物无胆汁。

2. 与中原肠有关的疾病　先天性疾病如肠闭锁、肠狭窄、重复小肠等。其共同表现为便秘、腹胀、严重的呕吐、肠鸣音亢进和气过水声。呕吐物有绿色胆汁，血液或棕褐色粪便类物质。

3. 与后原肠有关的疾病

（1）先天性巨结肠以男孩多见，出生后不排胎便或仅有少量胎便排出，几天后开始呕吐。

（2）肛门及直肠闭锁或狭窄两型均可引起呕吐但较为少见。

## 二、治疗原则

积极查找病因，对症治疗，纠正水、电解质紊乱。

## 三、护理

1. 积极配合医生查找引起呕吐的原因。对因喂养不当引起的呕吐，指导患儿家长正确、合理的喂养方法。

2. 严密观察呕吐物的性质（颜色、量、次数、气味）及时记录。保留呕吐物，必要时送检。

3. 保持呼吸道通畅。开始喂养者，应采用上半身抬高右侧卧位，少量多次喂奶，喂奶后避免搬动；未开始喂养者，取头低侧卧位，及时清理呼吸道分泌物，以防呕吐物呛入气道引起窒息或吸入性肺炎。

4. 对呕吐剧烈的患儿，在诊断未明确前，应禁食，遵医嘱洗胃，建立静脉通路，纠正水、电解质紊乱。

5. 观察患儿的全身情况，注意保暖。发现病情变化时，及时通知医生处理。

6. 健康指导

（1）给予正确的喂养指导，避免因喂养不当引起呕吐的发生。

（2）做好患儿家长的解释、沟通工作。让其了解到病情的发展，减轻心理顾虑，积极配合治疗。


# 第四节　新生儿红臀


由于新生儿臀部受到尿液、大便污染和不洁尿布的刺激、摩擦后引起皮肤糜烂，称为红臀，又称尿布皮炎或尿布湿疹。

## 一、病因及发病机制

1. 尿布粗糙，吸水性差，尿布上残留的肥皂或清洁剂刺激皮肤。

2. 尿布更换不及时或长时间不更换，尿液对臀部皮肤引起刺激。

3. 臀部皮肤潮湿。

4. 由于腹泻造成大便次数增多，以及便后清洗不及时。

5. 新生儿身体不适，抵抗力下降。

6. pH值改变。吃牛乳的婴儿大便呈碱性，很容易使病菌生长繁殖，因此更容易发生红臀。

## 二、临床表现

主要表现为肛门周围、会阴部皮肤发红，继而出现红斑、丘疹，继续发展融合成片，严重时可出现表皮脱落或糜烂。多发生在臀部、大腿内侧及生殖器部位，可蔓延至会阴、大腿外侧。新生儿常因红臀而哭闹、烦躁、睡卧不安。由于皮肤的破损，细菌更易繁殖造成局部感染，严重时引起败血症。

## 三、护理

### （一）一般护理

1. 尿布应选择透气性好、吸水性强的浅色棉质尿布，尿布包裹不可过紧或过松。尿布用后要及时清洗干净，在日光下暴晒，干燥后使用。

2. 每次排便后，用温水清洗臀部，擦拭干净。夏季或室温高时，可让臀部尽量暴露在空气中，保持干燥。干燥后涂上适量的护臀霜，滋润臀部肌肤，同时减少与尿液的接触机会。

3. 当皮肤出现红斑时，可外用炉甘石洗剂。

4. 对已经发生红臀的新生儿，在清洗后用鹅颈灯或红外线灯照射，一般灯距为30～40cm，可加速渗出物的吸收和起到抗炎抑菌作用。在照射过程中，护士应随时观察照射处皮肤情况，防止意外。

5. 根据病情备植物油、鱼肝油、5％鞣酸软膏、氧化锌软膏等，并选择合适的药物进行涂抹，2次／天。

6. 对伴有腹泻的新生儿应及早治疗。

### （二）健康指导

1. 新生儿红臀重在预防，应在产后及时指导家属正确的护理知识，如：尿布的选择、更换、清洗和消毒方法；臀部皮肤护理知识；喂养知识，避免新生儿腹泻等。

2. 加强与家属之间的沟通，避免急躁心理，保持耐心，积极配合治疗。

## 第五节　新生儿红斑

新生儿生后1～2天，在头部、躯干及四肢常出现大小不等的多形性丘疹，称为"新生儿红斑"。是一种新生儿期极为常见的现象，发生率为30％～70％。

### 一、病因及发病机制

目前对新生儿红斑的发生机制尚不十分清楚，有两种解释：一是认为新生儿经乳汁并通过胃肠道吸收了某些致敏原，或来自母体的内分泌激素而致新生儿过敏反应；二是新生儿皮肤娇嫩，皮下血管丰富，角质层发育不完善，这样，当胎儿从母体娩出，从羊水浸泡中来到干燥的环境，同时受到空气、衣服和洗澡用品的刺激，皮肤就有可能出现红斑。不少学者认为兼而有之，但以后者为主要发生机制，因而可将新生儿红斑看作是一种新生儿期的一过性生理现象。

## 二、临床表现

1. 一般发生在新生儿出生后1~2天。

2. 在头部、躯干及四肢等部位的皮肤上出现孤立散发的红斑，或多或少，直径约1cm或更小些，散发或融合成大片。红斑中央有小的白色或淡黄色的风团，高出表面，有时散布一些疱疹，疱液无菌。

## 三、护理

1. 向新生儿父母及家人做好宣教，避免其焦虑和不安。

2. 观察新生儿红斑出现的时间、部位、形状、特点以及是否合并感染，并记录在新生儿护理记录单。

3. 加强对新生儿的护理，保持新生儿衣物柔软、清洁、舒适，勤更换、勤清洗。新生儿皮肤保持清洁、干爽。

4. 冷暖适宜，避免包被过多，以免引起新生儿皮肤血管扩张而促进红斑的发生与发展。

5. 给予局部药物涂抹，常用药物如莫匹罗星。

6. 向家属讲解新生儿红斑是一种良性的新生儿期的生理现象，无须过分担忧，数日后红斑大多可自行消退。如果需要用药，最好在医生指导下使用，不要擅自用药，以防止药物不良反应发生。

# 第六章　儿科手术麻醉监护

## 第一节　解剖学和生理学

### 一、上呼吸道

#### （一）鼻腔

新生儿必须用鼻呼吸，因为其口咽部肌肉发育差。鼻孔较窄，需要很大比例的呼吸肌做功增大，以克服鼻腔阻力。由于双侧后鼻孔闭锁或黏稠的分泌物引起的鼻孔阻塞可导致完全性气道梗阻。在镇静或麻醉时需置口咽通气道、喉罩通气道或行气管内插管以保持气道通畅。

#### （二）舌体

婴儿舌体相对较大，这使面罩通气和置喉镜比较困难。如果在面罩通气时对下颌施加的压力过大，舌体极易阻塞呼吸道。

#### （三）声门

婴儿和儿童声门较高（早产儿于C3椎体水平，婴儿于C4水平，成人于C5水平），会厌窄长且成角，使喉镜检查更加困难。

#### （四）环状软骨

对于婴儿和幼儿，气道最窄的部分在环状软骨，而成人为声门。气管导管通过声门后仍可在远端遇到阻力。

#### （五）乳牙

乳牙在第1年内长出，6~13岁脱落。为避免松动的牙齿移动，最安全的方法是直接打开下颌，而不将手指或器械插入口腔内。松动的牙齿应在术前评估中有所记载，有时应在置喉镜之前取出，但应预先告知家长及患儿。

#### （六）气道

婴儿和儿童气道直径较小，微小变化即可引起气道阻力明显增加。轻微的水肿也可使气道阻力明显增加，导致气道受累。

## 二、肺系统

### （一）氧耗量

新生儿代谢率高，因而其氧耗（$6\sim9mL\cdot kg^{-1}\cdot min^{-1}$）较成人高（$3mL\cdot kg^{-1}\cdot min^{-1}$）。

### （二）肺闭合容量

新生儿肺闭合容量较大，在正常潮气量的范围内。如果潮气量小于闭合容量，可发生肺泡萎陷、肺内分流。

### （三）呼吸频率与潮气量

为满足较高的需氧量，婴儿呼吸频率快，每分通气量较大。功能残气量（functional residual capacity，FRC）几乎与成人相似（婴儿的FRC为$25mL\cdot kg^{-1}$，成人为$40\ mL\cdot kg^{-1}\cdot min^{-1}$）。由于每分通气量与FRC的比值高，应用吸入麻醉药时诱导迅速。婴儿与成人的潮气量相同为$7mL\cdot kg^{-1}$。

### （四）解剖性分流

解剖性分流包括动脉导管未闭和卵圆孔未闭，可出现明显的右向左分流，并发肺动脉压增高（如低氧、酸中毒或气道正压过高）。

### （五）血氧饱和度

婴儿肺系统的特点是呼吸暂停时血氧饱和度下降迅速。当婴儿咳嗽、屏气、肺泡萎陷时发生明显的血氧饱和度下降，需静注麻醉药物或肌松药加深麻醉。

### （六）膈肌

膈肌是婴儿的主要呼吸肌。新生儿膈肌中，持续增强呼吸作用力不可缺少的 I 型慢收缩、高氧化纤维的数量仅为成人的一半，因此较成人容易发生膈肌疲劳。2岁时，婴儿膈肌中 I 型纤维的含量才能达到成熟水平。

### （七）胸内负压

婴儿肋骨架柔软（顺应性胸壁），不容易维持胸内负压，从而减低了婴儿试图增加通气的有效性。

### （八）婴儿无效腔量

与成人相似，为$2\sim2.5mL\cdot kg^{-1}$。

### （九）呼吸效能

婴儿每分通气量的基础值较高，使呼吸效能进一步增加受限。麻醉中如保持自主呼吸，则需监测呼气末二氧化碳浓度，必要时行辅助或控制呼吸。

## （十）肺泡

8～10岁时肺泡发育成熟，数量和大小可达成人水平。

## （十一）呼吸循环监测

早产儿和患有贫血、脓毒症、低温、中枢神经系统疾病、低血糖或其他代谢紊乱的婴儿，全麻中发生呼吸暂停和心动过缓的概率较高。这些患儿术后应进行呼吸循环监测至少24小时。他们不适于门诊手术。各个医院出院标准不同。孕龄小于45～55周的婴儿需要进行术后监测。在全麻中发生呼吸暂停的足月儿也应进行监测。

## 三、心血管系统

### （一）心率和血压

随年龄变化，围术期维持在与年龄相应的水平。

### （二）心排血量

新生儿心排血量高，为180～240mL·kg$^{-1}$·min$^{-1}$，是成人的2～3倍，以满足代谢耗氧量高的需要。

### （三）心动过缓

新生儿和婴儿心室顺应性差，肌肉相对较少，增加收缩力的能力有限，增加心排血量主要靠增加心率，而非增加每搏量。心动过缓是对婴儿危害最大的心律失常，低氧是婴儿和儿童心动过缓的常见原因。

## 四、体液和电解质平衡

### （一）肾小球滤过

出生时肾小球滤过率为正常成人的15%～30%，1岁时达到成人水平，肾脏对药物及其代谢产物的清除率在1岁以内也小于成人。

### （二）肾小管重吸收

新生儿肾素-血管紧张素-醛固酮通路完整，但远端小管对醛固酮引起的钠离子重吸收减少。因此，新生儿常被动失钠，静脉输液时应给予钠离子。

### （三）总水量与药物分布容积

早产儿总水量占体重的90%，足月儿占80%，6～12个月时占60%。总水量百分比的增加影响药物的分布容积。某些药物（硫喷妥钠、丙泊酚、琥珀胆碱、泮库溴铵和罗库溴铵）较成人等效剂量高20%～30%。

## 五、血液系统

### （一）红细胞比容（hematocrit，Hct）

3个月时生理性贫血达到最低点，健康婴儿Hct仅为28%。早产儿4~6周时Hct即可降低。

### （二）血红蛋白F（haemoglobin F，HbF）

出生时，胎儿HbF占优势，3~4个月时β链的合成大部分被成人型血红蛋白A（haemoglobin A，HbA）替换。HbF与氧亲和力高，使氧合血红蛋白解离曲线左移，但无临床意义。

### （三）估计血容量（estimated blood volume，EBV）和失血量

1. EBV 早产儿为95mL·kg$^{-1}$，足月新生儿为90mL·kg$^{-1}$，1岁以内的婴儿为80mL·kg$^{-1}$，1岁以后的婴儿为70mL·kg$^{-1}$。

2. 估计的红细胞比容（estimated red blood cell volume，ERCM）

ERCM=EBV×Hct·100$^{-1}$

3. 可接受的红细胞丢失量（aceptable red blood cell Loss，ARCL）

ARCL=ERCM−ERCM$_{aceptable}$

ERCM$_{aceptable}$指最低可接受的Hct时ERCM值。

4. 可接受的失血量（aceptable blood Loss，ABL）

ABL=ARCL×3

（1）如失血量小于ABL的1/3，可输注乳酸盐林格液。

（2）如失血量大于ABL的1/3，可输注胶体液，如5%白蛋白。

（3）如失血量大于ABL，应输注浓缩红细胞和等量的胶体液。根据凝血检验、估计失血量和伤口处血凝块的形成情况酌情给予新鲜冰冻血浆和血小板。

（4）对于婴儿和幼儿，可以用小吸引瓶和称量纱布来计算失血量。但因为对幼儿有时很难精确估算少量失血，监测Hct可有助于避免不必要的输血，或提醒麻醉医师需要输血。

（5）目前认为可接受的Hct不再是30%，应根据是否需要输注红细胞对每个患者进行估计。心功能正常的健康儿童可通过增加心排血量来代偿急性贫血。体质虚弱的儿童、脓毒症患儿、化疗或行大手术时，则需要更高的Hct。

## 六、肝胆系统

### （一）肝酶系统

婴儿肝酶系统特别是与Ⅱ相（结合）反应相关的酶发育不成熟。通过细胞色素P450系统代谢的药物其清除时间可能延长。

（二）新生儿黄疸

可为生理性或病理性。

（三）高胆红素血症

胆红素被药物从白蛋白置换，可导致胆红素脑病。早产儿比足月儿胆红素水平更低即可引起胆红素脑病。

（四）血浆白蛋白

出生时血浆白蛋白水平低，导致某些药物与蛋白结合下降，致使游离药物浓度增加。

## 七、内分泌系统

（一）新生儿低血糖

新生儿特别是早产儿和小于胎龄儿糖原储备少，容易发生低血糖。母亲患糖尿病的婴儿由于长期处于母体高水平的血糖状态，体内胰岛素水平较高，有发生低血糖的倾向，葡萄糖需要量可高达每分钟5~15mg·kg$^{-1}$。足月儿血糖浓度正常值≥45mg·dL$^{-1}$（2.5mmol·L$^{-1}$）。

（二）低钙血症

早产儿、小于胎龄儿、有窒息病史的、糖尿病母亲分娩的或曾接受枸橼酸血或新鲜冷冻血浆的婴儿常发生低钙血症，对这些患儿应监测血清钙浓度，如离子钙低于4.0mg·dL$^{-1}$（1.0mmol·L$^{-1}$），应给予氯化钙。

## 八、体温调节

（一）散热

与成人相比，婴儿和儿童体表面积与体重的比例大，因而体热丢失较多。

（二）产热

婴儿肌肉组织少，寒冷时不能通过寒战或调节行为来代偿。

（三）寒冷应激

婴儿对寒冷应激的反应是增加去甲肾上腺素的生成，从而增加棕色脂肪的代谢。去甲肾上腺素同时也使肺血管和外周血管收缩。如收缩作用显著，可产生右向左分流、低氧血症和代谢性酸中毒。患病的或早产的婴儿棕色脂肪储备有限，因此对寒冷更敏感。

## 第二节　麻醉前访视

术前访视是减轻患儿和家长焦虑的好机会。至少90％的术前访视在门诊进行。

### 一、病史

1. 母体妊娠期健康状态包括饮酒或药物应用、吸烟、糖尿病和病毒感染。

2. 生前做过的检查（如超声和羊膜穿刺术）。

3. 孕龄和体重。

4. 分娩情况，包括阿普加评分和住院天数。

5. 新生儿住院或急诊治疗情况。

6. 先天性染色体代谢异常或综合征。

7. 近期上呼吸道感染、气管支气管炎、假膜性喉炎、反应性呼吸道疾病（如哮喘）、传染病接触史、发绀或打鼾史。

8. 睡眠姿势（俯卧位、侧位、仰卧位）。

9. 生长史。

10. 呕吐、胃食管反流。

11. 兄弟姐妹的健康状况。

12. 家长吸烟情况。

13. 手术、麻醉史。

14. 过敏史（环境、药物、食物和乳胶）。

15. 出血倾向。

### 二、查体

（一）一般情况

包括精神状态、颜色、张力、先天性畸形、头部大小和形态、活动能力以及社会的相互影响。

（二）生命体征

身高、体重。

（三）面部检查

牙齿松动、颌面部发育异常或扁桃体肥大可使气道管理更复杂。

（四）呼吸系统疾病

上呼吸道感染和／或反应性呼吸道疾病的体征。在诱导期和麻醉期分泌物增多易诱发喉痉挛或支气管痉挛。

（五）心脏杂音

心脏杂音提示有解剖性分流的心脏杂音。

（六）血管

动静脉穿刺部位的血管情况。

（七）其他

体力异常、骨骼发育、活动水平、运动及语言能力。

### 三、实验室检查

可反映儿童的疾病情况以及拟行手术所需的实验室检查，对健康儿童而言，Hct不是必需的常规检查。如有指征，可在全麻诱导后进行某些实验室检查。

# 第三节　麻醉前用药和禁食

## 一、麻醉前用药

（一）儿童及其社会活动范围

儿童的行为受家庭、幼儿园或学校及既往住院经历的影响。不论他们发育至什么阶段，应如实的告知有关操作和可能伴随的疼痛，以获得他们的信任。

（二）小于10个月的婴儿

通常可短时间离开家长，不需要麻醉前用药。

（三）10个月至5岁的儿童

依恋家长，麻醉诱导前需予镇静。

（四）年长儿

可正确对待外界信息和安慰，让家长陪伴至手术室可减少家长和患儿的焦虑。特别紧张的患儿给予麻醉前用药可能有益。常用咪达唑仑0.5mg·kg$^{-1}$或地西泮0.2~0.3mg·kg$^{-1}$，术前15~20分钟口服，这些药物可产生镇静作用而很少引起呼吸抑制。儿科医生应用水合氯醛25~50mg·kg$^{-1}$口服或灌肠，放射科医生将其用于镇静，其呼吸抑制作用小，但需重复给药。

## （五）抗胆碱药

不主张术前肌注抗胆碱药，如需要迷走神经阻滞药，通常可在麻醉诱导时静脉推注。

## （六）胃食管反流

如存在胃食管反流，可在术前2小时口服雷尼替丁$2\sim4mg\cdot kg^{-1}$或静脉注射$2mg\cdot kg^{-1}$，同时给予甲氧氯普胺$0.1mg\cdot kg^{-1}$，以提高胃内pH值，减少胃液量。

## （七）特殊用药

患有反应性气道疾病、癫痫发作或高血压的患儿已接受药物治疗时，术前应继续用药。

## 二、麻醉前用药和术前禁食

### （一）禁食时间

牛奶、母乳、配方食品和固体食物需禁食时间，见表6-1。

### （二）禁饮时间

最后一次进食应包括清液或糖水。研究表明，术前2小时进清液，不会增加误吸的危险。这种方法可减轻术前脱水和低血糖，使诱导更平顺，术中更稳定。我们建议术前2小时给予清液，然后禁食（见表6-1）。

**表6-1 儿童术前禁食时间（h）**

| 年龄（月） | 奶（或）固体 | 清 液 |
|---|---|---|
| ≤36 | 6 | 2 |
| >36 | 8 | 2 |

注：清液如水和苹果汁，母乳视为固体。

### （三）补液

如手术推迟，可给予清液，有些患儿应静脉补液。

# 第四节　手术室内术前准备

## 一、麻醉环路

### （一）半紧闭环路

成人常用的半紧闭环路，不适于小婴儿应用，原因如下：

1. 自主呼吸时，吸气和呼气活瓣增加呼吸阻力。

2. 大容量的二氧化碳吸收装置成为麻醉药的贮存器。

3. 环路的压缩容量很大。

## （二）开放环路

无重复吸入的开放环路（MaplesonD）可解决这些问题。应用2.0～2.5倍于每分通气量的新鲜气流可防止重复吸入，以排出二氧化碳。二氧化碳监测可有效地判断重复吸入［吸入二氧化碳分数（$FiCO_2$）>0］，避免过度通气。小婴儿适合应用这种环路，可在术中保持自主呼吸或在转运过程中应用。每种环路均可应用被动加热湿化器。

## （三）贮气囊容量

至少应与患儿肺活量相等，但不应过大，使每次挤压不至于使胸部过度膨胀。贮气囊容量应用原则如下：新生儿用500毫升的贮气囊，1～3岁用1000毫升，3岁以上用2000毫升贮气囊。

## （四）儿童专用呼吸环路

多数婴儿和儿童可应用带有二氧化碳吸收器的半紧闭环路麻醉机，但应改用较小的贮气囊和小直径的儿童专用呼吸环路（环路系统）。

## 二、气道装备

### （一）面罩

选择无效腔较小的面罩，最好选用透明的塑料制品以利于观察口唇颜色、口腔分泌物和呕吐物的情况。

### （二）通气道

选择大小合适的口咽通气道，可将通气道靠紧患儿面部旁边，其尖端应达下颌角。

### （三）喉镜

1. 应用小镜片时选用较细的喉镜柄。

2. 小于2岁的儿童建议使用直镜片（米勒或Wis-Hippie）。因其凸缘较小，尖部逐渐变细且较长，在狭小的口腔内直镜片可提供更佳的视野，更易挑起会厌。

3. 弯镜片一般常用于大于5岁的患儿。

4. 喉镜片大小的选择原则（见表6-2）。

### （四）气管导管

小于6～7岁的儿童通常使用不带套囊的导管（内径为5.5毫米或更小的导管）。如在气道压不足时即漏气，应选用大一号的导管。近来，应用低压套囊导管极少发生气管狭窄，因而，如有指征（如扁桃体切除术或近端肠梗阻）可用带套囊的导管，但应注意套囊不要过胀并认识到氧化亚氮可弥散至套囊内。插管时还应准备比估计值大一号和小

142

一号的导管。气管导管型号的选择（见表6-3）。

表6-2 喉镜片大小的选择原则

| 年　龄 | 尺寸(mm,内部直径) |
|---|---|
| 早产儿 | 2.5~3.0 |
| 足月新生儿 | 3.0 |
| 6~12个月 | 3.5 |
| 12~20个月 | 4.0 |
| 2岁 | 4.5 |
| 大于2岁 | 4+年龄(岁)·4^{-1} |
| 6岁 | 5.5 |

注：经口插入导管长度(cm)=[10+年龄(岁)]/2

表6-3 气管导管型号的选择

| 年　龄 | 刀　片 |
|---|---|
| 早产儿和新生儿 | Miller 0 号 |
| 6~8个月 | Miller 0~1 号 |
| 9个月~2岁 | Miller 1 号,Wis-Hipple 1.5 号 |
| 2~5岁 | Macintosh 1 号,Miller 1~1.5 号 |
| 大于5岁的儿童 | Macintosh 2 号,Miller 2 号 |
| 青少年至成人 | Macintosh 3 号,Miller 2 号 |

## 三、体温控制

### （一）加热毯

手术室温度在小儿到达前应保持在26.7℃～32.2℃，手术床上应铺加热毯，婴儿应予毯子和帽子包裹。

### （二）热辐射加温器

在麻醉诱导和摆体位的同时应用伺服可控的热辐射加温器对婴儿进行保暖。应监测皮温，使其不超过39℃。

### （三）气体加热及保湿

常规手术可被动加热及保湿。长时间手术时，有些麻醉医生更愿意采取主动加热、湿化吸入的气体。

（四）液体加温

输注的液体、血液制品和灌洗液应加温。

## 四、监测

### （一）心肺听诊

除常规监测外，应用心前区或食道听诊器可提供心脏和呼吸功能的相关信息。

### （二）血压

1. 血压计袖带应包裹至少2/3上臂，但不应超过腋窝或肘窝。
2. 如果不能放在上臂（易于脱落），袖带也可放在腿部。

### （三）脉搏氧饱和度

监测脉搏氧饱和度特别重要，不仅是因为婴儿和幼儿血氧饱和度下降速度很快，而且对于早产儿也有助于防止高氧血症。

### （四）呼吸末二氧化碳浓度（end-tidal carbon dioxide，$EtCO_2$）

在无复吸入环路中，由于呼出的气体被高流量的新鲜气体所稀释，通常$EtCO_2$的测量值低于估计值。

### （五）体温

术中需要监测体温。对于小婴儿，可用食管、直肠或腋窝温度探头。铺上无菌单后，需调节加温毯和室温，使儿童特别是小婴儿不至于体温过高。

### （六）尿量

对于儿童，尿量能很好地反映血容量状态，新生儿每小时$0.5mL \cdot kg^{-1}$尿量就是充分的，对于1个月以上的婴儿每小时$1mL \cdot kg^{-1}$的尿量，通常提示肾灌注充分。

## 五、静脉开放和器材

### （一）小于10千克的儿童

应使用有控制箱的输液器（滴定管），以防止由于疏忽造成的水负荷过量。

### （二）年长儿

可使用小儿输液器，每60滴相当于1毫升。

### （三）应用延长管

应用带短三通管的延长管，可使注射接口不被无菌单遮盖。尽可能接近静脉穿刺处给药，以避免输入过多的冲洗液。

## （四）液体排气

应特别注意保持输液管道内无空气，因为患儿可能通过未闭的卵圆孔存在右向左分流。已知存在心内分流的婴儿和儿童应使用气体过滤器。

# 第五节　诱导方法

## 一、吸入法诱导

小于8个月的婴儿入手术室前可不用镇静药，而采用吸入法诱导。与成人相比，新生儿血流丰富的器官相对比例较大，而肌肉和脂肪较小，这些影响吸入药的摄取和分布。

### （一）8个月至6岁的儿童可选用的镇静药

1. 咪达唑仑　口服咪达唑仑糖浆$0.5 \sim 1.0 mg \cdot kg^{-1}$，常在20分钟内起效，虽然起效时间会有差异。患儿常保持清醒但很安静，不能回忆起离开家长和麻醉诱导的情况。

2. 氯胺酮　口服氯胺酮$5mg \cdot kg^{-1}$可在$10 \sim 15$分钟内产生镇静作用，并与咪达唑仑有协同作用。苏醒时间可能延长。诱导后经口插入胃管使胃排空，可部分避免苏醒延迟。

3. 枸橼酸芬太尼　枸橼酸芬太尼口腔黏膜吸收剂（Actiq，$5 \sim 15 \mu g \cdot kg^{-1}$）可产生镇静和镇痛作用，由于其呼吸抑制作用，用药时需有麻醉医师在场。

4. 美索比妥　直肠内美索比妥（Brevital）$25 \sim 30mg \cdot kg^{-1}$，以注射用水配制成10%溶液，通过带有软塑料管的灌肠器深入直肠2厘米注入，$10 \sim 15$分钟后产生峰效应。注药后需有复苏设备和麻醉医师在场。

### （二）监测脉搏氧饱和度

给镇静药后需常规监测脉搏氧饱和度。

### （三）临床应用

除非有行快速静脉诱导的指征，吸入诱导是患儿最常用的诱导方法。

### （四）麻醉兴奋期

吸入诱导过程中常出现麻醉兴奋期，在此期间应尽量减少手术室内的噪音和活动。如果诱导时患儿的父母在场，需将会出现兴奋期的情况告诉他们。

### （五）方法

1. 8个月至5岁的儿童　给予术前用药后即可开始麻醉。面罩应接近但不要接触儿童的面部。麻醉开始时给予低流量（$1 \sim 3L \cdot min^{-1}$）的氧气和氧化亚氮。吸入麻醉药（七氟烷或氟烷）的浓度逐渐增大，每次增加0.5%。角膜反射消失后可扣紧面罩，轻柔地提起下颌。

2. 年长儿 未用麻醉前用药的年长儿，可采用缓慢吸入诱导法。告知儿童如何通过透明的麻醉面罩呼吸。通过面罩先吸入氧气和氧化亚氮，然后逐渐增加挥发性麻醉药浓度。

3. 单次呼吸诱导 也可几次呼吸，吸入麻醉药与氧化亚氮进行诱导，这种方法称单次呼吸诱导。

（1）单次肺活量吸入4%氟烷（或8%七氟烷）和70%$N_2O$-$O_2$，可使意识消失。与氟烷相比，七氟烷对心肌抑制较轻，心动过缓发生率低，更普及。地氟烷刺激性强，不推荐用于吸入诱导。

（2）麻醉机环路内预先充入70%$N_2O$-$O_2$和7%～8%七氟烷或4%～5%氟烷。环路末端用塞子或另一贮气囊堵住，并打开快速排气阀以减少未排出的麻药逸出。

（3）面罩涂上香味可使儿童更易接受。

（4）指导患儿深吸一口室内空气（按肺活量吸气），用力全部呼出，然后停止呼吸。这时，麻醉医师将面罩轻轻地置于患儿脸上。患儿再次深吸气，吸入麻醉药混合气体，然后再次屏住呼吸，按此顺序重复4～5次。

（5）大多数患儿在60秒内麻醉，少许患儿则需要更长时间麻醉。

4. 辅助用药 在吸入诱导过程中儿童可出现惊恐、不合作，甚至挣扎。如果出现这种情况，应采取另一预案，如肌肉注射镇静药或催眠药。

## 二、肌注诱导

对于极不合作或发育迟缓的儿童，可予氯胺酮4～8mg·$kg^{-1}$肌注诱导，3～5分钟后起效。可将阿托品（0.02mg·$kg^{-1}$）或格隆溴铵（0.01mg·$kg^{-1}$）与氯胺酮混合后肌肉注射，以抑制唾液分泌。也可加用咪达唑仑（0.2～0.5mg·$kg^{-1}$，肌肉注射）以降低苏醒期谵妄的发生率。

## 三、静脉诱导

（一）大于8岁的儿童

通常选用静脉诱导而非面罩吸入，可用丙泊酚3～4mg·$kg^{-1}$或硫喷妥钠4～6mg·$kg^{-1}$诱导。

（二）年长儿

许多年长儿不喜欢挥发性麻醉药的气味，因此，此年龄阶段的患儿更适于用静脉诱导，而不是面罩吸入。静脉穿刺前应予1%利多卡因皮下注射行局部麻醉，也可在静脉穿刺45分钟之前皮肤涂恩纳软膏（2.5%利多卡因和2.5%丙胺卡因的可溶混合物）或LMX软膏（4%利多卡因）。恩纳软膏可用来降低置套管针引起的疼痛。

（三）饱胃患儿

1. 通常，婴儿和儿童快速诱导原则同成人。

2. 静脉注射阿托品（0.02mg·kg$^{-1}$）以防止心动过缓，特别是打算给予琥珀胆碱的患儿。

3. 儿童对以下药物分布容积大，因此用药量亦相对较大，如硫喷妥钠为4～6mg·kg$^{-1}$、丙泊酚3～4mg·kg$^{-1}$、琥珀胆碱1.5～2.0mg·kg$^{-1}$。

4. 胃扩张（如幽门狭窄）的婴儿，麻醉诱导前应经口置胃管行胃肠减压，拔气管导管前应再次吸引胃管。

5. 可应用雷尼替丁2～4mg·kg$^{-1}$，以减少胃容量，提高肾内pH值；昂丹司琼0.15mg·kg$^{-1}$可预防术后恶心、呕吐。

6. 如果怀疑有幽门梗阻或肠梗阻，不应用甲氧氯普胺。

7. 清醒插管　垂危或有明显气道发育异常（如重度颅面部畸形）的饱胃婴儿，应选用清醒窥喉及插管。

（四）气管导管的选择

饱胃儿童应采用带套囊的气管导管，可减少更换较细的次数。调整套囊容量以保证适量的气体漏出。

# 第六节　气管内插管

## 一、经口插管

（一）头位

年长儿头部需垫高呈"鼻吸"位，婴儿和幼儿枕骨较大，可将小毛巾置于肩胛骨下有助于插管。

（二）暴露声门

窥喉时用镜片尖提起会厌。如声门显露不佳，可将镜片置入会厌谷或者换用直镜片。

（三）插管标志

足月新生儿从声门到隆突的距离约为4厘米。婴儿气管导管距尖端2厘米处有一道黑线，3厘米处有两道黑线标志。当导管插入声带时应看清楚这些标志。

（四）插管后处理

插管后，应检查双侧呼吸动度是否一致，听诊双肺呼吸音是否均等。当给予

$15 \sim 20cmH_2O$正压通气时，无套囊的导管周围应有气体漏出。如果小于$10cmH_2O$时出现漏气，应换用稍大号的导管。持续监测二氧化碳波形，以维持适当的$EtCO_2$值。

### （五）胸部听诊

每次头部位置或体位变动后均应进行胸部听诊，以验证双肺呼吸音是否一致。头后仰可导致脱管，而头屈曲则使导管深入至一侧主支气管。

### （六）导管固定

导管应牢固固定，注意齿龈附近的刻度；导管位置移动时刻度发生明显改变。

### （七）喉罩通气道

喉罩通气道使儿科麻醉发生了重大变革。喉罩既可应用于简单病例（如疝修补术）代替面罩，又可在许多检查操作（如MRI或CT）中应用替代气管插管。

## 二、经鼻插管

### （一）方法

同成人相似。

### （二）插管钳的引导

婴儿喉头较高，如无助手帮助，插管困难，经常需用Magill插管钳引导导管尖端经过声门。

### （三）插管指征

因为增大的腺样体和扁桃体可引起鼻出血，只有特殊指征时（如口腔手术）方可采用经鼻插管。

## 三、低氧血症

即使气管插管前预先给氧，呼吸暂停的婴儿仍可在$30 \sim 45$秒内出现低氧血症。如发生心动过缓、发绀或血氧饱和度下降，应立即停止气管插管操作，吸入纯氧，直至血氧饱和度有所改善。

## 四、肌松药

### （一）禁忌证

常应用肌松药以利气管内插管，但有气道解剖异常的婴儿和儿童禁用。

### （二）非去极化肌松药

诱导时并用氟烷和琥珀胆碱可增加咬肌痉挛的发生率，目前临床已很少应用。除非有明确指征需行快速诱导，现在通常选用非去极化肌松药。

（三）琥珀胆碱

琥珀胆碱可引起心动过缓，重复应用其作用增强。如果第1次应用琥珀胆碱前未应用阿托品，第2次应用前需给予。患有隐性肌病的患儿应用琥珀胆碱可导致威胁生命的高钾血症，表现为宽QRS综合波的心动过缓、室性心动过速、室颤或心搏骤停。患儿可能有中度肌无力病史或达不到与年龄相称的身体发育情况，因为杜兴型和贝克型肌营养不良在4岁时才会出现明显症状。可疑肌无力的患儿（特别是男婴）需确保其术前肌酸激酶水平。因此，国家食品药品监督管理总局黑名单中提出警告，认为儿童仅在急症插管或有必要立即保证气道安全性的情况下（如喉痉挛、困难气道、饱胃），才能使用琥珀胆碱。近期有恶性高热家族史的患儿禁用琥珀胆碱。

（四）罗库溴铵和米库氯铵

罗库溴铵$0.6 \sim 1.2mg \cdot kg^{-1}$和米库氯铵$0.20 \sim 0.25mg \cdot kg^{-1}$起效迅速，这两种药物已代替琥珀胆碱行快速诱导。

（五）阿曲库铵

可用顺式阿曲库铵$0.1 \sim 0.2mg \cdot kg^{-1}$行气管插管。

（六）残余肌松作用的拮抗

长时间手术（如开颅术和心脏外科手术）可选用泮库溴铵$0.1mg \cdot kg^{-1}$。术闭如果肌松监测或临床检查提示仍存在残余肌松作用，可用新斯的$0.05 \sim 0.06mg \cdot kg^{-1}$和抗胆碱药（阿托品或格隆溴铵）来逆转肌松作用。

# 第七节　输液管理

可应用以下计算方法估算婴儿和儿童的液体需要量。其他可反映容量状态的指标，包括血压、心率、尿量、中心静脉压及渗透浓度可指导对输液量做进一步调整。

## 一、维持需液量

1. 对于体重的第1个10千克，按每小时$4mL \cdot kg^{-1}$（每天$100mL \cdot kg^{-1}$），对于第2个10千克，按每小时$2mL \cdot kg^{-1}$（每天$50mL \cdot kg^{-1}$），超过20千克者按每小时$1mL \cdot kg^{-1}$（每天$25mL \cdot kg^{-1}$）。例如，对于25千克的儿童，其维持量为$(4 \times 10) + (2 \times 10) + (1 \times 5) = 65mL \cdot h^{-1}$。

2. 对于健康儿童，为补充其已损失量和继续损失量，通常输注乳酸盐林格液。对于早产儿、患脓毒症的新生儿、糖尿病母亲的婴儿和接受全肠道外营养的儿童，围术期常用5%葡萄糖，这些患儿应定期监测血糖。

## 二、估计血容量和失血量

### （一）估计血容量（estimated blood volume，EBV）

早产儿为95mL·kg$^{-1}$，足月新生儿为90mL·kg$^{-1}$，1岁以内的婴儿为80mL·kg$^{-1}$，1岁以后的婴儿为70mL·kg$^{-1}$。

### （二）估计的红细胞比容（estimated red blood cell volume，ERCM）

$ERCM=EBV \times Hct \cdot 100^{-1}$

### （三）可接受的红细胞丢失量（aceptable red blood cell Loss，ARCL）

$ARCL=ERCM-ERCM_{aceptable}$

$ERCM_{aceptable}$指最低可接受的Hct时ERCM值。

### （四）可接受的失血量（aceptable blood Loss，ABL）

$ABL=ARCL \times 3$

1. 如失血量小于ABL的1/3，可输注乳酸盐林格液。

2. 如失血量大于ABL的1/3，可输注胶体液，如5％白蛋白。

3. 如失血量大于ABL，应输注浓缩红细胞和等量的胶体液。根据凝血检验、估计失血量和伤口处血凝块的形成情况酌情给予新鲜冰冻血浆和血小板。

4. 对于婴儿和幼儿，可以用小吸引瓶和称量纱布来计算失血量。但因为对幼儿有时很难精确估算少量失血，监测Hct可有助于避免不必要的输血，或提醒麻醉医师需要输血。

5. 目前认为可接受的Hct不再是30％，应根据是否需要输注红细胞对每个患者进行估计。心功能正常的健康儿童可通过增加心排血量来代偿急性贫血。体质虚弱的儿童、脓毒症患儿，化疗或行大手术时，则需要更高的Hct。

## 三、估计的液体缺失（estimated fluid loss，EFD）

EFD=每小时维持量×从末次饮水至麻醉开始的小时数。

重症病例或行大手术时需 补充全部液体缺失量，第1小时补充一半，剩下的一半在以后的1~2小时内补足。

## 四、第三间隙液丢失量

如果存在大面积肠管暴露或严重的肠梗阻，第三间隙液丢失量需要额外输注乳酸盐林格液或生理盐水，每小时10mL·kg$^{-1}$。

# 第八节　麻醉苏醒期和麻醉后处理

## 一、拔管

### （一）喉痉挛

麻醉苏醒期特别是兴奋期可发生喉痉挛。

### （二）苏醒后拔管

大多数病例在麻醉苏醒后拔管。咳嗽不是小儿拔管的指征，而有目的的活动（如伸手够气管导管）或拔管前睁眼才是拔管指征。婴儿髋部屈曲或面部极其痛苦的表情提示其已苏醒。

### （三）深麻醉下拔管

也可在较深的麻醉下拔管，如腹股沟疝修补术中不希望出现苏醒期咳嗽或有呼吸道反应性疾病的患儿。深麻醉下拔管不适用于气道异常或刚刚进食的儿童。

## 二、运送

在送至麻醉后监测治疗室（postanesthesia care unit，PACU）途中，应持续监测患儿的颜色和呼吸。如有指征（贫血或患肺疾病），应予吸氧。

# 第九节　儿科麻醉的特殊问题

## 一、气道受累

### （一）病因学

1. 先天性畸形（如后鼻孔闭锁、小颌畸形综合征、气道狭窄或喉蹼）。
2. 炎症（如气管支气管炎或喉炎、会厌炎、咽脓肿）。
3. 气管或食管异物。
4. 肿瘤（如先天性血管瘤、水囊状淋巴管瘤、胸腔淋巴结病）。
5. 创伤。

（二）初期处理

1. 经面罩吸入纯氧。

2. 尽量保持患儿安静。尽量减少检查，因其可加重躁动，使气道进一步受累。家长可使患儿安静，尽可能长时间陪伴患儿。

3. 送至手术室期间需有麻醉医师在场。应备有氧气、简易呼吸器、喉镜、阿托品、琥珀胆碱、镇静催眠药、相应的气管导管、喉罩通气道、口咽通气管和脉搏氧饱和度监测。

（三）麻醉诱导

1. 尽量减少对患儿的操作，诱导开始时心前区放置听诊器并监测经皮动脉血氧饱和度（percutaneous arterial oxygen saturation，$SpO_2$）。

2. 患儿可保持半坐位，如果有指征，可有家长陪伴。然后用七氟烷或氟烷逐步吸入诱导。气道梗阻和气体交换障碍使诱导时间延长。

3. 当患儿意识消失后让家长离开，开始建立静脉通道。如有指征则给予阿托品。

4. 喉炎患儿可通过持续气道内正压得到改善，但正压可使患会厌炎或有异物的患儿发生急性气道梗阻。

5. 插管前准备，经口气管导管应准备管芯和至少小一号的导管。如估计术后需机械通气（如会厌炎），应选用带套囊的导管。

6. 此时患儿常有高碳酸血症$P_{et}CO_2$ 6.67~8.00kPa（50~60mmHg），但只要不伴低氧血症，通常可耐受。心动过缓提示有低氧血症，应立即建立通畅的气道。

7. 只有患儿在深麻醉时方可置入喉镜。是否应用肌松药视具体情况决定。使用肌松药可便于插管，某些情况下可避免深麻醉。相反，有些情况，应用肌松药可加重气道受累。通常，经口气管插管应在试行气道其他操作之前完成。当上呼吸道有较大异物或易破裂的声门下肿瘤（如血管瘤）时，可在插管前做支气管镜检查。

8. 当导管需要保持数天时，宜用鼻腔插管。如果经口插管容易完成，也可在手术结束前将口腔插管改为鼻腔插管。不能只为将其改为鼻腔插管而去破坏安全可靠的口腔插管。

9. 在运送至ICU的过程中，患儿应予镇静治疗。可联合应用麻醉药和苯二氮䓬类药物或丙泊酚。目前尚未批准儿科重症监护患者长期镇静中应用丙泊酚。在术后早期可保持自主呼吸或辅助呼吸。

（四）吸入性异物的处理

1. 好发年龄与部位　异物误吸入通常发生在7个月至4岁，约75%的异物位于近端气道（喉、气管、右或左主支气管）。大多数死亡发生在异物吸入时，如果患儿到达医院时，还活着，多数情况死亡率为0。

2. 临床表现　异物吸入后出现哽噎、喘鸣为最常见的临床表现。仅有50%的病例出现咳嗽、喘鸣、呼吸音降低三联征。胸部X线检查可使不能透过放射线的物体、阻塞性肺气肿或局限性肺炎显像，但假阴性率为40%。

3. 支气管镜检查　不管是否有胸部X线发现，都应立即行硬支气管镜检查。术前及术中与支气管镜检医生的交流很重要。需准备急症气管切开包和开胸器械。麻醉方法有两种：维持自主呼吸和机械通气。

4. 维持自主呼吸　充分给氧后，静脉注射阿托品或格隆溴铵，并给予100%氧气进行吸入麻醉药诱导。与氟烷相比，七氟烷不增加心脏对内源性儿茶酚胺的敏感性。维持自主呼吸。达足够麻醉深度时，声带和声门下利多卡因（学龄期儿童浓度为2%，小婴儿为1%）喷雾表麻。然后将可供氧的支气管镜插入气管内。为防止体动和咳嗽，需加深麻醉。就在异物通过声带取出之前，可考虑应用小剂量肌松剂。取出异物后，行胃部吸引，可用面罩或气管内插管维持通气。此方法的好处在于气流分布充分，通气、血流比最佳，自主通气不间断，吸入性异物取出后能立即评价通气状况。缺点为患儿可发生体动、咳嗽、喉痉挛及苏醒延迟。

5. 机械通气　用丙泊酚和琥珀胆碱行快速诱导。丙泊酚（瑞芬太尼）持续输注维持麻醉，并以单次剂量或持续输注短效肌松药如米库氯铵维持肌松。然后插入可通气的支气管镜，根据支气管镜检查医生的操作步骤调整呼吸参数。当支气管镜放在适当的位置时，可增加吸气压力，延长呼气时间以防止气压伤。苏醒方法与维持自主呼吸时相似。控制通气的优点为可快速控制气道，无体动，所需麻醉药较少。而其缺点为间断停止通气，异物有移向气道深处的危险，球囊充气过多时可引起气压伤。

6. 通气方式的选择　一项大规模的回顾性研究显示，通气方式既不会影响异物的成功取出，也不会引起低氧血症、高碳酸血症、心动过缓、低血压等不良后果的出现。

## 二、上呼吸道感染

婴儿、儿童每年可发生6～10次上呼吸道感染。权衡症状的严重程度与手术的紧迫性很重要。下呼吸道感染的体征为喘鸣、发热、咳嗽，增加了围术期呼吸系统并发症的危险性。相反，鼓膜切开术和耳膜置管术可缓解慢性中耳炎引起的鼻溢液。

## 三、腹腔内发育异常

包括幽门狭窄、腹裂、脐膨出、小肠闭锁和肠扭转。

### （一）胃肠道急症

常有明显脱水和电解质紊乱。幽门狭窄手术应推迟至血管内容量补足，低钾血症、低氯血症、代谢性碱中毒得到纠正后才实施。当伴有其他诊断（如十二指肠闭锁）时，情况更为紧急，可在术中继续补液。

### （二）留置胃管

婴儿和幼儿腹胀迅速影响呼吸，必须经鼻置胃管吸引。即使这样，一些垂危的婴儿需在麻醉诱导前行气管插管。

**（三）快速诱导**

对于生理紊乱不严重和仅有轻度或中度腹胀的儿童，可予快速诱导。

**（四）严重脱水和脓毒症的患儿**

需行动脉、中心静脉置管，并留置导尿管。

**（五）麻醉处理**

健康婴儿行短小手术（如幽门肌切开术）可选用吸入麻醉。对于危重患者儿（如胆囊穿孔），麻醉处理包括吸入氧气-空气混合气体、使用对心肌抑制作用最小的药物，如阿片类药物（吗啡$0.1 \sim 0.2$mg·$k^{-1}$静注、芬太尼$1 \sim 2 \mu$g·$kg^{-1}$静注、哌替啶$1 \sim 2$mg·$kg^{-1}$静注）、苯二氮卓类药物和肌松药常较吸入麻醉药更容易耐受。由于氧化亚氮可加重腹胀，应避免使用。

**（六）液体和热量丢失**

在肠管暴露和操作时，第三间隙丢失大量液体，需大量补液。尽管采用所有保温措施，热量丢失仍不可避免。

**（七）术后**

仍需呼吸支持，直至腹胀减轻、体温恢复、需补充的液体减少为止。

### 四、胸外科急症

1. 气管食管瘘。
2. 先天性膈疝。

### 五、头颈部手术

1. 斜视矫正术。
2. 扁桃体切除术、增值体切除术和其他可引起扁桃体出血的儿科急诊手术。

## 第十节　区域麻醉

随着对婴儿、儿童局麻药药代动力学和药效动力学的进一步理解和特殊设计的器材的应用，区域麻醉在儿科患者中的应用已获得认可。

## 一、局麻药药理学

### （一）蛋白结合率

由于新生儿人血白蛋白水平低，蛋白结合减少。游离局麻药特别是布比卡因浓度增加。

### （二）血浆胆碱酯酶活性

小于6个月的婴儿血浆胆碱酯酶活性降低，理论上可降低氨基酯类局麻药的清除率。

### （三）肝内微粒体酶系统

新生儿肝内微粒体酶系统发育未成熟，可降低氨基酰胺类局麻药清除率。

### （四）分布容积

婴儿和儿童分布容积增加，可降低血中游离局麻药浓度。

### （五）全身毒性反应

为区域麻醉最常见的并发症，用药剂量应在体重的基础上仔细计算。婴儿和儿童反复给药引起游离药物蓄积的危险较高。

## 二、脊麻

### （一）适应证

1. 孕龄加出生时间不足60周的早产儿，有呼吸暂停、心动过缓、支气管肺发育不良史或需要长期呼吸支持的婴儿，全麻后易发生呼吸暂停和心血管系统不稳定，脊麻可减少这些麻醉后并发症。不论实施何种麻醉，患儿应至少在术后24小时内行呼吸、循环系统监测。

2. 有发生恶性高热危险的儿童。

3. 患慢性呼吸道疾病（如反应性气道疾病或囊性纤维化）的儿童。

4. 饱胃的可合作的年长儿和青少年需行表浅急诊手术（如踝关节骨折）。

### （二）方法

1. 体位  可采用侧卧或坐位。早产儿和新生儿宜采用坐位以限制药物向头侧扩散，头部保持直立以防止上呼吸道梗阻。婴儿因其脑脊液流动缓慢，常用22号3.8厘米的脊麻穿刺针，大于2岁的儿童可用25号穿刺针。

2. 蛛网膜下腔穿刺  脊麻前应建立静脉通路和静脉输液，穿刺过程中应行监测。必须保持体温正常，特别是对早产儿和新生儿。穿刺完成后婴儿应保持仰卧位。避免采用头低足高位，以免药物在蛛网膜下隙向头侧移动。

### （三）药物和剂量

1. 最常用药物为布比卡因或丁卡因。

2. 婴儿剂量相对偏大，作用时间缩短。

3. 推荐剂量（至T6水平）

（1）0.75%布比卡因溶于8.25%葡萄糖中，0.3mg·kg$^{-1}$，适用于婴儿和儿童。

（2）1%丁卡因，加等量10%葡萄糖，婴儿予0.8～1.0mg·kg$^{-1}$，儿童予0.25～0.5mg·kg$^{-1}$。与成人相比，此剂量偏大，但对于婴儿很有必要。

4. 丁卡因可维持麻醉时间平均为90分钟，布比卡因更短。加入肾上腺素10μg·kg$^{-1}$（最多0.2毫克）或去氧肾上腺素75μg·kg$^{-1}$（最多2毫克）可延长阻滞时间。

（五）并发症和禁忌证

1. 麻醉平面消退　儿童麻醉平面消退较成人明显增快。如阻滞作用逐渐减弱，应慎用辅助镇静药，特别是对于早产儿和新生儿。如果蛛网膜下隙麻醉不充分，最好在摆体位之前给予全麻。

2. 低血压　小于7～10岁的儿童很少发生低血压，可能由于其静息交感神经张力低于成人。只有出现皮肤斑纹或呼吸暂停伴心动过缓方可发现阻滞平面过高。

3. 禁忌证　与成人相似，特别要注意有无先天性中枢神经系统解剖缺陷和脑室内出血的病史。

### 三、骶管及腰部硬膜外麻醉

（一）适应证

如果骶管或硬膜外麻醉与全身麻醉联合应用，则适用于各种胸部、腹部、盆腔、膀胱和下肢手术，特别是估计有明显术后疼痛者（如整形外科手术）。

（二）解剖学

新生儿硬膜囊止于S3锥体水平，婴儿行骶管穿刺注意避免穿破硬膜。

（三）方法

1. 常在全麻诱导后行腰骶部硬膜外麻醉。

2. 骶管阻滞或骶部硬膜外穿刺　应用3.8厘米短斜面的穿刺针进入骶部硬膜外间隙，单次注入局麻药行骶管阻滞。此法特别适用于伴轻至中度术后疼痛的短小手术，如疝修补术、睾丸固定术和包皮环切术。如手术时间长或需延长术后镇痛，可预先经骶部硬膜外腔置管，分次或持续输注局麻药物，亦可加用阿片类药。婴儿可通过20号40～50毫米硬膜外穿刺针，置入22号骶管导管；年长儿需通过17或18号90～100毫米硬膜外穿刺针置入20号导管。

3. 骶管导管　较小的儿童硬膜外腔尚未广泛血管化，骶管导管可置入到达腰段或胸段。推荐麻醉平面为T6～T9脊椎水平用于胸科手术（如漏斗胸修复术），T10～T12用于腹部手术（如尼森胃底折叠术或肠切除术），L3～L4用于盆腔手术。通常，这些导管向前推进较容易，如遇阻力，可提示位置不当。如有必要，可通过造影剂和X线透视检查来确认导管位置。与腰部置管相比，虽操作容易，但骶管导管容易被粪便污染，且术后易脱出。

4. 硬膜外导管　可通过腰段或胸段穿刺置管。儿童从皮肤到硬膜外隙距离短（1~2厘米），需注意避免穿破硬膜。通常应用生理盐水而不是空气做阻力消失试验。年长儿常用18号硬膜外穿刺针和20号导管。经胸段置管可用于漏斗胸修复术、开胸术。对麻醉状态下的儿童予以胸段硬膜外置管有赖于医生的技术和经验。有人认为这种方法可引起意外损伤，而另一些人则认为，7岁大的清醒患儿在穿刺置管操作过程中不能确保安静。

### （四）药物和剂量

1. 局麻药物及剂量　对于单次给药的骶管麻醉，希望能有长时间的感觉神经阻滞和最小的运动神经阻滞。应用含肾上腺素的0.125%~0.25%布比卡因，每节段0.06mL·kg$^{-1}$，其节段数指从S5脊髓水平到所需止痛平面。另一种简单地给药方法为给予含肾上腺素的0.125%布比卡因1mL·kg$^{-1}$。高于0.25%的布比卡因不再增强止痛效果。布比卡因剂量达3.5mg·kg$^{-1}$时婴儿和儿童的血浆浓度低于成人中毒范围。短小择期手术中，0.125%的罗哌卡因和0.25%左布比卡因1mL·kg$^{-1}$可成功用于骶管麻醉，此浓度具有同等效能，但不伴或仅有最小的运动神经阻滞。

2. 辅助用药　辅助用药可延长术后镇痛时间。0.25%布比卡因中加用可乐定1~2μg·kg$^{-1}$可使镇痛时间延长2~3小时。但可引起术后镇静作用增强，应避免用于有呼吸暂停危险的婴儿（如新生儿和极度早产儿）。应用不含防腐剂的消旋氯胺酮（或S-对映结构体）比可乐定更能显著延长镇痛作用时间。S-氯胺酮1mg·kg$^{-1}$无呼吸循环系统镇静、呕吐或行为方面的不良反应。氯胺酮与1μg·kg$^{-1}$的可乐定有协同作用。

3. 骶管或硬膜外置管麻醉

（1）间断分次给药：开始给予1%利多卡因0.5mL·kg$^{-1}$，其后如需要，每小时给予0.5%利多卡因0.5mL·kg$^{-1}$；或先给予0.25%~0.5%布比卡因0.5mL·kg$^{-1}$,其后每1.5~2小时给予0.25%布比卡因0.25mL·kg$^{-1}$。

（2）持续输注：婴儿和小于7岁的儿童，首次负荷量为0.1%布比卡因，每节段0.04mL·kg$^{-1}$，也可加入芬太尼3μg·mL$^{-1}$；大于7岁的儿童，每节段0.02mL·kg$^{-1}$。维持量为0.1%布比卡因，每小时0.1mL·kg$^{-1}$，也可加芬太尼3μg·kg$^{-1}$。如需要加快输注速度可增至每小时0.3mL·kg$^{-1}$，芬太尼每小时总量不超过1μg·kg$^{-1}$。除非进行密切监测，小于1岁的婴儿硬膜外通常不用芬太尼。

4. 术后镇痛　可通过骶管或硬膜外导管给药提供术后镇痛。通常输注0.1%布比卡因和芬太尼3μg·mL$^{-1}$，每小时0.1~03mL·kg$^{-1}$，可提供良好的镇痛而没有运动神经阻滞。但是有些患儿可不用局麻药，而用芬太尼每小时0.5~1.0μg·kg$^{-1}$。如上所述，小于1岁的婴儿由于术后可能发生呼吸抑制，硬膜外通常不用阿片类药，可应用0.1%布比卡因，每小时0.1～0.3mL·kg$^{-1}$。

# 第十一节　目前儿科麻醉中存在的问题

## 一、麻醉后兴奋

### （一）七氟烷

七氟烷已取代氟烷作为吸入诱导的挥发性麻醉药物。七氟烷诱导迅速、平稳，心血管副作用小，溶解度低。然而应用七氟烷维持麻醉与麻醉后兴奋发生率高有关（发生率为27%～67%），而氟烷仅为5%～30%。

### （二）病因

兴奋的病因尚不清楚。镇痛完善时可单独出现，甚至区域麻醉和非外科性操作（如核磁共振显像扫描）后也可出现。苏醒迅速可能为一个因素，但丙泊酚或瑞芬太尼麻醉中尚未出现兴奋。

### （三）临床表现

麻醉后兴奋在苏醒后不久即可出现，甚至PACU中入睡的患儿亦可出现。其表现为哭闹、剧烈扭动、无法安慰、易怒、无法保持安静、头脑不清，持续时间可达30分钟，且父母在旁也不能使之缓解。危险因素包括应用溶解度低的麻醉药物（如七氟烷、地氟烷）维持麻醉、年龄小（<6岁）、术前焦虑、容易兴奋的性格（分离焦虑和易怒的儿童）。此阶段患儿可能受到外伤，静脉通路被破坏，父母精神紧张，扰乱PACU环境。但这种现象是有时间限制的，因为没有证据表明术后30天会产生负面行为改变。

### （四）预防

包括术前或术中给予咪达唑仑，术中应用阿片类药物，苏醒期给予$\alpha_2$激动剂、小剂量丙泊酚。通常可在诱导后改用异氟烷或丙泊酚维持麻醉。随机实验证明，静脉给予可乐定2μg·kg$^{-1}$、右美托咪定0.3μg·kg$^{-1}$、芬太尼2μg·kg$^{-1}$可有效预防兴奋。

### （五）治疗

包括静脉注射芬太尼1μg·kg$^{-1}$、支持治疗、减少外界刺激、防止磕到床栏杆。在确认存在吸入麻醉药的残余作用之前，应排除兴奋的可逆因素，包括通气异常、电解质紊乱、低血容量、疼痛。

## 二、丙泊酚输注综合征（propofol Infusion syndrome，PRIS）

### （一）近况

由于丙泊酚在手术室内应用很安全，且无蓄积作用，停药后苏醒迅速，现已成为儿科重症监护病房（Pediatric Intensive Care Unit，PICU）中常用的非处方镇静药物。然而，人们意识到可能会引起丙泊酚输注综合征（在危重患儿中曾有记载，是一种罕见的致命性疾病），因此改变了PICU中镇静药物的应用习惯。

### （二）临床表现

为渐进性代谢性酸中毒、横纹肌溶解、脂血症、缓慢型心律失常（偶发快速型心律失常）以及可导致死亡的心脏、肾脏、肝脏功能紊乱。

### （三）生化异常

包括干扰脂肪酸氧化和削弱线粒体中电子的转运，可导致脂肪酸代谢的毒性中间产物积聚，使细胞呼吸受损。典型患者血清中乳酸盐、肌酸、肌酸激酶、肌钙蛋白I、肌红蛋白、转氨酶、肉毒酰碱增高，其中肉毒酰碱可作为早期标志物。

### （四）危险因素

包括伴上呼吸道感染或急性中枢神经系统疾病损伤的危重患儿，行气管插管给氧时给予丙泊酚快速长期（尽管PRIS可早期发病）输注（每小时4mg·kg$^{-1}$），且碳水化合物摄入不足（<6mg·k$^{-1}$·min$^{-1}$）。

### （五）治疗方法

包括早期给予炭血灌注或连续静脉-静脉血液滤过。如果没有上述这些措施，给予血管加压药和其他常规治疗方法无效。单纯停止输注丙泊酚并不能阻止疾病的临床进展。

## 三、右美托咪定

### （一）药理特性及适应证

右美托咪定为苯甲基咪唑美托咪定的右旋同分异构体，是α$_2$激动剂，特异性为可乐定的8～10倍。CFDA批准将其用于成人ICU患者短期镇静。其消除半衰期为1.5～3.0小时，经肝脏代谢、肾脏排泄，具有缓解焦虑、镇静、镇痛的作用，已成功用于儿科患者机械通气、无创性放射诊疗操作、难治性术后疼痛的镇静治疗。

### （二）常用剂量

常用剂量为10分钟内给予负荷量0.5～1.0μg·kg$^{-1}$，然后持续输注，每小时予0.5～1.0μg·kg$^{-1}$。临床上，平均动脉压和心率降低不明显，对保持自主呼吸的患者通气功能影响小。0.5μg·kg$^{-1}$可用来降低苏醒期焦虑，但可使苏醒及拔管时间稍延长。

# 第七章　生命体征监测

## 第一节　体温监测

### 一、体温形成的机制

人体不断地进行着能量代谢，而能量代谢和物质代谢紧密相关。糖、脂肪、蛋白质这3种营养物质，在代谢氧化过程中释放出大量的能量，其中50%左右的能量变为体热，以维持体温，并不断地以热能的形式散发于体外。另有45%的能量转移到三磷腺苷（adenosine triphosphate，ATP）的高能磷酸键中，以供机体利用。机体利用的最终结果仍转化为热能而散发于体外。由于上述代谢过程使机体的产热与散热保持着动态平衡，即正常体温。

### 二、体温调节的机制

正常情况下，人的体温保持在相对恒定的状态，通过大脑和丘脑下部的体温调节中枢的调节及神经体液的作用，使产热和散热保持动态平衡。人体产热主要是通过内脏器官尤其是肝脏的代谢和骨骼肌的运动而进行的，散热则是通过辐射、传导、对流、蒸发等方式进行的。

辐射散热：辐射散热是机体的热能以热射线（红外线）的形式，直接向周围温度较低的物体传递热能，其间不需要空气或其他介质传递，即在真空环境中也可进行传递，约占机体散热总量的60%。影响辐射散热的因素，主要是机体与环境之间的温度差。周围物体的温度越低，散热作用越大，反之则小。如果环境温度高于体温时，机体反而要接受高热物体的辐射热。其次与机体有效散热面积的大小相关，如四肢外侧及其末端的散热效应大于内侧及躯干，故皮温较低。

传导散热：传导散热是机体直接接触温度较低的物体时所进行的热能传递。体内深部组织器官的温热，就是经逐层组织向体表传递的。这种散热作用的大小与所接触物体之间的温度差和接触面积大小及其导热性有关。因此，胖人由于皮下脂肪层较厚，传导散热作用较差，故较瘦人略厌热。

对流散热：对流散热是机体附近的空气层接受机体辐射和传导的热能后膨胀上升而带走热能，外围较冷的空气继续补充流至身体附近。所以风速越大，散热作用越大。

蒸发散热：是液体变为蒸气的过程。蒸发散热占总散热量的20%～30%。在33.8～35℃气温中，蒸发是主要的散热方式。水分由肺脏和皮肤排出化为蒸汽，无感蒸发占一定比例，人体每日约有300mL水分由皮肤蒸发，约500mL水分由肺蒸发。

机体以不同方式散热的比例，随着身体情况和环境的温、湿度而改变。与产热和散热有关的活动，包括血管舒缩、出汗、寒战与喘气。

### 三、影响体温的因素

人体内部温度虽然比较恒定，但在正常生理状况下，受昼夜、性别、年龄、肌肉活动及其他因素的影响，仍可产生一定幅度的波动。

1. 昼夜变化　体温一般在清晨2～6时最低，下午2～8时最高，但变化范围不超过1℃。这种周期性变化，可能与人体的昼夜周期活动规律有关。如长期上夜班工作的人，其体温就呈现夜间偏高。而白天偏低的变化。

2. 性别　女性体温比男性高约0.3℃，且女性的基础体温还随其月经周期波动，即在月经期和月经后至排卵前的时期内体温略偏低，排卵日的体温最低，排卵后至下次月经前的时期内，体温又略升高。

女性在妊娠期体温也略高于孕前。这种变化可能与体内黄体素或其代谢产物的作用有关。

3. 年龄　新生儿尤其是早产儿的体温调节功能及汗腺发育不完善，加之体表面积相对较大、皮下脂肪较薄、肌肉不发达、运动力弱等原因，其体温易受环境温度的影响而暂时变动，低时可达35℃或不升，高时可超过37℃。儿童由于代谢率高，体温略高于成人。老年人代谢率低，则体温偏低。

4. 进食及运动因素　进食后尤其进蛋白质食物后，机体代谢率增快，产热量增加，体温增高；当机体运动时，特别是剧烈运动时，由于体内热量骤增，大大超过散热量，也可使体温暂时升高。

5. 环境因素　无论何种原因造成的传导（传导是指机体的热量直接传至与之接触的物体上）、对流、辐射、蒸发等，某一散热机制发生障碍时，均可使体温升高。

6. 情绪因素　情绪激动和精神紧张，可使交感神经兴奋释放出肾上腺素、甲状腺素及肾上腺皮质激素，代谢率增高，而使体温一过性增高。

### 四、体温的监护

（一）正常体温及其变动范围

临床上正常体温通常用腋窝、口腔、直肠温度为标准。人体的正常温度比较恒定，但在身体不同部位测得温度略有不同，以上3个部位进行体温测量，其温度差一般不超过1℃。其正常值：口腔温度舌下为36.2～37.0℃；腋窝温度为36.0～36.6℃；直肠温度为36.5～37.5℃。

体温并不是固定不变的，体温可随性别、年龄、昼夜、运动和情绪的变化等各种因素而出现生理性变动，但在这些条件下，体温的改变往往在正常范围内或呈一过性改变，其变动范围应不超过1℃。

（二）异常体温

体温高于或低于正常为异常体温。

1. 发热 在致热原的作用下或体温调节中枢的功能障碍时，使产热增加，而散热不能相应地随之增加或散热减少，体温升高超过正常范围，称为发热。发热是临床常见的症状。临床上发热的原因大致可分为两类：感染性发热和非感染性发热。各种病原体如病毒、细菌、真菌、螺旋体、立克次体、支原体、寄生虫等感染引起的发热属于感染性发热。非感染性发热包括无菌性坏死性物质的吸收引起的吸收热、变态反应性发热、体温调节中枢功能失常引起的中枢性发热。

（1）根据体温升高的程度，可将发热分为低热（口腔温度不超过38℃）、中度热（口腔温度38.0~38.9℃）、高热（口腔温度39~40℃）、过高热（口腔温度40℃以上）。

（2）根据体温发热的过程，一般分为3个阶段。

体温上升期：其特点为产热大于散热。患者主要表现为畏寒、皮肤苍白、无汗，甚至寒战。

高热持续期：其特点为产热和散热在较高水平上趋于平衡，体温维持在较高状态。患者主要表现为颜面潮红、皮肤灼热、口唇干燥、呼吸和脉搏加快。

退热期：其特点为散热增加而产热趋于正常，此时体温恢复正常的调节水平。患者主要表现为大量出汗和皮肤温度降低。

（3）根据体温变动的特点，常见的热型有4种。

1）间歇热：发热期与正常或正常以下体温期交替有规律地进行，如疟疾等。

2）弛张热：体温在39℃以上，波动幅度大，24小时内温差达2℃以上，但在波动中始终未降到正常，常见于败血症。

3）稽留热：体温一直升高，而且波动的幅度很小，多见于急性传染病，如肺炎等。

4）不规则热：是一种常见热型，一日体温变化极不规则，且持续时间不定，常见于流行性感冒、肿瘤患者发热等。

发热时，体温突然退至正常，称为骤退；逐渐恢复至正常，称为渐退；体温降至正常后又有短期发热，称为复发。

2. 体温过低 体温在35℃以下称为体温过低。可见于早产儿及全身衰竭的危重患者。

体温过低，开始时可出现寒战，当体温继续下降时，四肢开始麻木，并丧失知觉，血压下降，呼吸减慢，甚至意识丧失，出现昏迷。

### 五、温量体温的方法

#### （一）目的

通过观察体温的变化，了解患者的一般情况及疾病的发生、发展规律，协助医生做出正确诊断，为预防、治疗、护理提供依据。

#### （二）评估

1. 患者的一般情况，如年龄、性别、文化程度、意识、疾病类型、抗生素的使用等，判断适宜采用何种测体温的方法。

2. 30分钟内患者有无进食、活动、坐浴、冷热敷、情绪波动等影响体温的生理因素存在。

#### （三）计划

目标／评价标准：

（1）患者能叙述测体温的目的。

（2）患者能配合测量体温。

（3）患者能说出体温的正常范围及影响体温的生理因素。

#### （四）实施

将消毒的体温计用纱布擦干，甩水银柱至35℃以下，置容器内携至病房。对新入院患者应予解释，根据病情选择测量方法。

1. 腋下测温法　为患者解开胸前衣组，擦干腋下汗液，将体温计放于腋窝深处，紧贴皮肤，嘱患者屈臂过胸，10分钟后取出，查看度数，记录。

2. 口腔测温法　将口表水银端放于患者舌下，嘱患者闭口，勿用牙咬。3分钟后取出，擦净，查看度数，记录。

3. 直肠测温法　患者取屈膝侧卧位，肛表水银端涂以润滑剂，然后将肛表徐徐插入肛门3～4cm，3分钟后取出擦净，用卫生纸为患者擦净肛门，盖好被，安置患者躺卧舒适，查看度数，记录。

4. 注意事项

（1）测温前后，应检查体温计的数目，检查有无破损，水银柱是否甩至35℃以下，甩表时，切勿触及他物。

（2）测量体温部位周围，注意是否有冷、热源，如冰袋、热水袋等。患者是否吃过生冷、热食物，是否灌肠、坐浴、冷热敷等，如有上述情况须隔半小时后方可再测。

（3）凡精神异常、昏迷、小儿、口鼻手术、呼吸困难等患者不可测口表。测温时应守护在旁。

（4）凡腹泻、直肠或肛门手术等患者不可测肛表。极度消瘦患者不宜测腋表。

（5）体温与病情不符时，须在监护下重测，必要时可同时做肛表和口表对照，予以复查。

（6）测口温时，如体温计水银槽头被咬破水银误服，应立即口服牛奶、蛋清，或在不影响病情的情况下，服大量粗纤维及胶囊内装棉花吞服。

（7）测量完毕，将体温计甩至35℃以下，消毒备用。

5. 体温曲线的绘制

（1）将所测体温绘于体温单上，符号为：口温"●"，腋温"¤"，肛温"◎"。用蓝笔画于体温单相应格内，相邻两次温度用蓝笔相连。

（2）物理降温半小时后所测体温，画在降温前温度的同一纵格内，用红圈表示，以红虚线和降温前的温度相连。

（3）如体温和脉搏在体温单的同一点上，则先画上体温符号，再用红笔在其外划一圆圈。

6. 体温计的消毒与检查方法 体温计须每周消毒一次，遇有污染随时消毒，传染患者设专用体温计，用后单独消毒。

常用消毒溶液有：0.5%～1%过氧乙酸、70%酒精等。

消毒方法：将用过的体温计先浸泡于过氧乙酸液中，5分钟后取出冲净、擦干，再放入另一盛过氧乙酸消毒液的容器中浸泡半小时后取出，用水冲净擦干备用。口表、腋表、肛表应分别清洁、消毒。

检查方法：为保证体温计的准确性，应将全部体温计的水银甩至35℃以下，放入40℃以下的温水内，3分钟后取出检视，体温计之间相差0.2℃以上或水银头有裂痕者取出不用。


# 第二节　脉搏监测


## 一、脉搏的产生与生理变化

当心脏收缩时，动脉血管内压力增加，管壁扩张；心脏舒张时，血压下降，血管壁回缩。大动脉管壁这种有节律的舒缩，向外周血管传递，就产生了脉搏。因此在正常情况下，脉率和心率是一致的，当脉搏微弱难以测到时，应测心率。

（一）脉搏的速率

正常脉搏的速率与心率一致，在安静状态下每分钟60～100次（呼吸一次脉跳四次），男性60～80次/分钟，女性70～90次/分钟。正常人于饭后、体力劳动及情绪激动时均可使脉搏增快，所以检查时应在安静状态下进行。婴儿的脉率可达130次/分钟，至3岁左右约为100次／分钟。

病理情况下，脉搏可增快或减慢，成人脉搏每分钟超过100次／分钟，称为脉率增快，见于发热（体温每升高1℃，脉搏每分钟约增加10～15次）、甲状腺功能亢进、贫血、疼痛、休克、心脏疾病等。脉搏在60次／分钟以下，称为脉搏徐缓，见于颅内压增高（反射作用）、梗阻性黄疸（胆盐兴奋迷走神经）、完全性房室传导阻滞及迷走神经张力过高等。但脉搏徐缓也可见于久经锻炼的运动员和体力劳动者。

### （二）脉搏的节律

脉搏的节律是心室收缩节律的反映，正常人的脉搏规则、强弱一致。健康的青年及儿童可出现呼吸性不整脉（窦性心律不齐），即吸气时脉搏加快，呼气时脉搏减慢。

当心脏的激动起源失常或激动传导失常时，可产生各种心律失常。在脉搏节律上表现为规则（快而规则或慢而规则）和不规则（快而不规则或慢而不规则），后者称为不整脉，见于频发期前收缩、心房颤动、室上性心动过速伴房室传导阻滞等。

### （三）强弱或大小

脉搏的强弱或大小决定于动脉充盈度和周围血管的阻力，即与心搏量和脉压大小有关。心搏量增加，周围动脉阻力较小时，则脉搏强而大，称为洪脉，见于高热、甲状腺功能亢进、主动脉瓣关闭不全等情况；反之，脉搏弱而小，称为细脉或丝脉，见于心功能不全、主动脉瓣狭窄。

### （四）波形

波形是将血流通过动脉时动脉内压力上升和下降的情况用脉波计描记出来的曲线。临床上常见的脉波有：水冲脉，脉搏骤起骤降，急促而有力；交替脉，为一种节律正常而强弱交替出现的脉搏；奇脉，在吸气时脉搏明显减弱甚至消失。

## 二、异常脉搏的监护

### （一）频率异常

1. 速脉（数脉） 成人脉率每分钟在100次以上称为心动过速。临床多见于发热、甲状腺功能亢进等患者。

2. 缓脉（迟脉） 成人脉率每分钟在60次以下称为心动过缓。临床多见于颅内压增高、房室传导阻滞的患者。

### （二）节律异常

1. 间歇脉 常由 期前收缩所致，在一系列正常均匀的脉搏中，出现一次提前的搏动，其后出现一补偿性间歇，称间歇脉，并可由有规律的间歇，形成二联律和三联律。中医对数而不规则的间歇脉称促脉，缓而不规则的间歇脉称结脉，有规律的间歇脉称代脉。

2. 脉搏短绌 其特点是心律完全不规则，心率快慢不一，心音强弱不等，脉搏完全不规则，强弱不等，心率快于脉率，故临床上心房纤颤患者，须同时测量心率和脉率。

### （三）脉搏强弱的改变

1. 丝状脉（细脉） 脉搏如丝，快而细微，多见于心力衰竭、休克的患者。

2. 洪脉 动脉充盈度和脉压较高，脉搏强大有力，多见于高热、高血压、甲状腺功能亢进等患者。

### （四）脉搏紧张度的改变

动脉硬化时管壁变硬、失去弹性而且呈迂曲状，用手触摸有紧张条索感。

### （五）异常脉搏的护理

1. 如果诊脉不能准确反映心脏动脉搏动次数时，应同时听诊，如细脉患者需两人同时分别听心率与数脉率。

2. 如果患者首次出现脉搏异常又无法判明原因时，应行心电图检查，进行分析。

3. 诊脉不满意时，应改变诊脉肢体的姿势，保持放松或局部垫软垫以突出诊脉部位的动脉，可得到满意的诊脉效果。

4. 偏瘫患者患肢的脉搏若较难测得，应改在健侧肢体测量。

5. 脉搏异常的患者常心理负担较重，应针对性地做好解释和心理安慰，使其解除顾虑。

## 三、脉搏的测量

凡表浅靠近骨骼的大动脉均可以用来测量脉搏。常取的部位有桡动脉，其次为颞动脉、颈动脉、面动脉、肱动脉、股动脉、足背动脉及胫后动脉等。测量时护士应备有秒针表和记录单。

### （一）目的

通过观察脉搏的变化，可间接了解心脏的情况，观察疾病的发生发展规律，为诊断、治疗、护理提供依据。

### （二）评估

1. 患者的一般情况，如年龄、性别及目前病情和治疗情况。

2. 患者30分钟内有无剧烈活动、情绪波动等影响脉搏的生理因素存在。

3. 患者有无偏瘫、功能障碍。

### （三）计划

1. 目标／评价标准

（1）患者能叙述测脉搏的目的。

（2）患者能配合测量脉搏。

（3）患者能说出脉搏的正常范围及其生理变化。

2. 用物准备　治疗盘内备有秒针的表、笔、记录本、听诊器（必要时）。

## （四）实施

1. 诊脉前使病人处于安静状态，手臂放在舒适的位置。

2. 用食指、中指、无名指的指端按桡动脉处，压力大小适中，以清楚触到脉搏为度，计数1分钟脉率。

3. 脉搏异常及心脏病患者复验，以求准确。

4. 注意事项

（1）不可用拇指测量，因拇指小动脉搏动易与患者的脉搏相混淆。

（2）脉搏细弱者，测量困难时，可改测心率代替触脉。若与病情不符应重测。

（3）如患者有脉搏短绌时，应由两人测量，一人数脉搏，一人听心率，同时数1分钟，以分数式记录：心率／脉率／分钟。

（4）7岁以下患者可免数脉搏。

5. 脉搏曲线的绘制　脉率以红点"●"表示，相邻的脉搏用红线相连。心率以红圈"○"表示。用骨棒制成上述符号，用红油印打印在体温单上，相邻的心率也用红线相连。在脉率和心率两曲线之间用红笔画线填满。

# 第三节　呼吸监测

## 一、呼吸产生的机制

呼吸是人体内、外环境之间进行气体交换的一种生理功能。主要是吸入氧气，呼出二氧化碳。呼吸运动是由呼吸肌的节律性收缩与舒张形成的。呼吸肌为骨骼肌，无自律性。呼吸的节律性活动受神经系统及化学、物理因素的调节。平静呼吸时，吸气肌、膈肌、肋间外肌收缩，肋骨、胸骨上抬，膈肌下降，胸腔容积变大，肺内压低于大气压，此时气体进入肺内，完成吸气动作；然后吸气肌松弛，胸廓被动回缩，膈肌上升，肺内压高于大气压，肺内气体排出，完成呼气动作。

## 二、呼吸的生理变化

健康人在平静状态下的呼吸运动具有稳定的节律，这是通过神经中枢及神经反射性调节来实现的。当二氧化碳浓度增高和缺氧时，可通过神经反射或直接作用于呼吸中枢。另外肺牵张反射，也可改变呼吸节律。呼吸运动还受颈动脉体和主动脉化学感受器的呼吸反射影响，当二氧化碳浓度高到一定程度或酸碱度降低时也会发生反应，影响正常的呼吸运动。此外，呼吸运动的节律还可受意识的支配。

正常健康人平静呼吸时，呼吸频率为16~20次／分钟，呼吸率与脉率之比为1：4，新生儿的呼吸频率约44次／分钟，随着年龄的增长而减少。运动、情绪等因素也可影响呼吸频率。每次平静呼吸的气体交换量（即一次呼吸的气体容积）称为潮气量，正常人约为500mL。

### 三、异常呼吸的监护

#### （一）异常呼吸

1. 速率的改变　由于发热、缺氧等原因可使呼吸增至每分钟40次；某些药物中毒、颅内压增高等，可使呼吸减慢至每分钟10次以下。

2. 呼吸困难　由呼吸的速率、深浅度和节律的改变而造成。分为呼气性呼吸困难（见于支气管哮喘、肺气肿等）、吸气性呼吸困难（见于异物、白喉、肿瘤所造成的呼吸道狭窄）、混合性呼吸困难（吸气、呼气均费力，见于肺炎、肺不张、胸膜炎等）。

3. 潮式呼吸　潮式呼吸又称阵-施氏呼吸，是一种周期性呼吸异常，由于高度缺氧、呼吸中枢的兴奋性降低，使呼吸中枢受抑制。呼吸变浅变慢，以至呼吸停止。由于呼吸停止，血液中氧分压进一步下降，二氧化碳分压逐步升高，达到一定程度后，缺氧对颈动脉体与主动脉体的化学感受器刺激作用加强，二氧化碳分压的升高，则刺激延髓的二氧化碳敏感区，两者的共同作用，反射性的刺激呼吸中枢，开始了呼吸，使呼吸加深加快，达到高峰后，由于呼吸的进行血氧分压升高，二氧化碳分压又降低，减少了对呼吸中枢的刺激作用，呼吸又逐渐减弱以至暂停，从而形成了周期性的变化称潮式呼吸。

4. 间断呼吸　又称毕奥氏（Biol）呼吸。表现为呼吸和呼吸暂停现象交替出现。其特点是有规律的呼吸几次后，突然停止呼吸，间断一个短时间后，随即又开始呼吸。如此反复交替。间断呼吸产生的机制同潮式呼吸，为呼吸中枢兴奋性显著降低的表现，但比潮式呼吸更为严重，多在呼吸停止前出现，常见于颅内病变或呼吸中枢衰竭的患者。

5. 深度呼吸　又称库斯莫氏（Kus smaul）呼吸。是一种深而规则的大呼吸，多见于代谢性酸中毒，如糖尿病酮症酸中毒。

6. 浮浅性呼吸　是一种浅表性不规则的呼吸，有时呈叹息样，见于濒死的患者。

7. 蝉鸣样呼吸　即吸气时有一种高音调的音响，多由于声带附近阻塞，使空气进入发生困难所致，多见于喉头水肿痉挛、喉头异物时。

8. 鼾声呼吸　由于气管或大气管内有较多的分泌物潴积，使呼气时发出粗糙的鼾声。多见于深昏迷者。

#### （二）异常呼吸的护理

1. 评估患者目前的健康状况　如有无咳嗽、咳痰、咯血、发绀、呼吸困难及胸痛等主要症状。

2. 适当的休息与活动　如果病情需要卧床休息，护士应向患者解释其重要性，同时要创造一个良好的休息环境；如病情好转允许增加活动量，要注意患者对增加的活动量的耐受程度，以能耐受不疲劳为度。

3. 保持一定的营养与水分　选择易于咀嚼和吞咽的食物，注意患者对水分的需要，记录24小时出入量。指导患者进餐不宜过饱，避免产气食物，以免膈肌上抬，影响呼吸。

4. 吸氧　保持呼吸道通畅。

5. 心理社会支持　护士应发展和保持与患者之间的治疗性联系，多与患者沟通交流，同时重视患者对群体关系的需求。

6. 健康教育　戒烟限酒，养成规律的生活习惯；教会患者噘嘴呼吸、腹式呼吸等呼吸训练的方法。

## 四、呼吸的测量

（一）目的

测量患者每分钟的呼吸次数，观察、评估患者的呼吸状况。

（二）评估

1. 患者的一般情况，如年龄、性别、意识，目前病情和治疗情况。

2. 患者30分钟内有无剧烈活动、情绪波动。

（三）计划

1. 目标／评价标准

（1）患者能说出测呼吸的目的。

（2）患者能配合测量呼吸。

2. 用物准备　治疗盘内备秒表、笔、记录本、棉签（必要时）。

（四）实施

1. 在患者安静情况下测量，将手放在患者桡动脉处，似数脉搏状。但注意观察患者胸部和腹部的起伏，一呼一吸为1次。

2. 成人和7岁以上儿童数30秒后乘2，如呼吸不规则数1分钟。

3. 观察患者呼吸的节律、频率及深浅度，危重患者呼吸微弱不易观察时，可用少许棉花置于患者鼻孔前，观察棉花吹动情况，记录1分钟呼吸次数。

4. 呼吸曲线的绘制用蓝"O"表示，相邻的呼吸用蓝线相连。

# 第四节　血压监测

## 一、血压形成的原理及影响因素

### （一）血压形成的原理

血压（blood pressure，BP）是指血管内血液流动时对血管壁所施的侧压力。压力来源于左心室收缩产生的推动力和血管对血流的阻力。当心脏收缩时，动脉血压达到最高值，称为收缩压（systolic pressure）；心脏舒张时，血压降低，在舒张末期血压降至最低值，称为舒张压（distolic pressure）。两者之差为脉压（pulse pressure）。测量的血压是判断心功能与外周血管阻力的最好方法。

### （二）影响血压的因素

1. 心排血量　在安静状态下，心脏每分钟排血量约4L血液，当参加大运动量活动时，每分钟输出量可达30~40L。而当心排血量减少时，血压即下降。

2. 循环血量　如大出血致循环血量减少时，对动脉的压力亦相应减少，而使血压降低；增加循环血量时，如输血，可加大对动脉的压力，而致血压升高。

3. 心率　心率增快在一定限度内是一种加大排血量的因素，所以它与动脉血压成正变。在搏出量和外周阻力不变的条件下，心率越快，动脉血压也越高，不过此刻舒张压升高更明显。这是因为心室每收缩一次，射入大动脉的血液有2/3左右是在心舒期流至外周。当心率增快时，心舒期缩短，致使大动脉中所增加的血液来不及全部流出，导致舒张期末大动脉血液容积与血管容积比值较前增大。所以每当心率增快时，动脉血压的升高主要表现为舒张压升高，故脉压减小；反之亦然。

4. 外周阻力　外周阻力是构成血流阻力的各种因素的总称，有妨碍血液从大动脉向外周血管流动的作用；相对而言，也可以将其认为是一种"增加"大动脉血液容积的因素，所以它也与动脉血压成正比。在排血量不变的条件下，外周阻力越大，动脉血压就越高，不过此刻舒张压升高比较明显。这是因为在这种情况下，大动脉血液流出困难，导致舒张末期大动脉血液容积与血管容积比值较前增大。所以每当外周阻力增加时，动脉血压的增高主要表现为舒张压升高，故脉压减小；反之亦然。

5. 大动脉管壁弹性　大动脉靠其弹性而具备被动扩张和弹性回缩的能力。射血期内大动脉扩张，血管容积扩大，血液对其管壁的侧压力降低，使收缩压不致过高；心舒期大动脉的弹性回缩，血管容积减小，推动血液向外周流出，防止了血液对其管壁的侧压力急剧下降，使舒张压不致过低。这是大动脉管壁弹性对动脉血压显示的缓冲作用的两个方面的表现。此外，大动脉管壁弹性在显示其缓冲作用的同时，大大降低了动脉血压的波动幅度（脉压），起到滤波作用，以保证输给组织的血流尽可能地平稳。

## 二、异常血压的监护

### （一）异常血压

1. 高血压（hypertension） 高血压定义：未服抗高血压药情况下，成人收缩压≥140mmHg和（或）舒张压≥90mmHg。95%的患者为病因不明的原发性高血压，多见于动脉硬化、肾炎、颅内压增高等，最易受损的部位是心、脑、肾、视网膜。

2. 临界高血压 成人血压值在正常和高血压之间，如收缩压高于18.6kPa（140mmHg）而低于21.3kPa（160mmHg），或舒张压高于12kPa（90mmHg）而低于21.7kPa（95mmHg），称为临界高血压。

3. 低血压 成人收缩压低于12kPa（90mmHg），舒张压低于6.6kPa（60mmHg），称为低血压。

4. 脉压的变化 脉压增大，常见于主动脉瓣关闭不全、主动脉硬化等；脉压减小，可见于心包积液、缩窄性心包炎等。

### （二）异常血压的护理

1. 密切监测血压 定时间、定部位、定体位、定血压计。
2. 观察病情 指导患者按时服药，观察药物的不良反应；注意有无潜在的并发症发生。
3. 休息与活动 注意休息，减少活动，保证充足的睡眠时间。
4. 环境 安静、舒适，温湿度适宜。
5. 情绪 保持稳定，减少导致患者情绪激动的因素。
6. 饮食 易消化、低脂、低胆固醇、高维生素、富含纤维素，根据血压的高低限制盐的摄入；避免刺激辛辣食物。
7. 健康教育 戒烟限酒；保持大便通畅，必要时给予通便剂；养成规律的生活习惯；学会观察有无高血压并发症的先兆。

## 三、测血压的方法（以测肱动脉血压为例）

### （一）目的

通过观察血压的变化，可以了解循环系统的功能状况，为诊断、治疗、护理提供依据。

### （二）评估

1. 患者的一般情况 如年龄、性别、意识以及目前的病情、治疗情况、合作程度。

2. 30分钟内患者有无吸烟、活动、情绪波动。

3. 患者有无偏瘫、功能障碍。

（三）计划

1. 目标／评价标准

（1）患者能叙述测血压的目的。

（2）患者能配合测量血压。

（3）患者能说出血压的正常范围，并判断何为高血压、何为低血压。

2. 用物准备　治疗盘内备血压计、听诊器、笔、记录纸。

（四）实施

1. 测量前患者须休息片刻，取坐位或卧位。

2. 露出上臂伸直（袖口不宜过紧），掌心向上，使患者心脏、肱动脉与血压计零点处于同一水平。

3. 放平血压计，驱尽袖带内空气，将袖带平整地缠于上臂，使其下缘距肘窝2～3cm，松紧适宜。

4. 戴好听诊器，将其放在肘窝内侧，摸到肱动脉搏动处，用手固定。

5. 打开水银槽开关，关紧橡皮球气门，握住输气球向袖带内打气至肱动脉搏动消失。注意打气不可过猛、过高。

6. 微开气门，使水银柱缓慢下降，听到第一声搏动即为收缩压，以后搏动渐渐增大，至搏动声突然变弱或消失，即为舒张压。

7. 测毕，解去袖带并排尽空气，拧紧气门上开关，按要求将血压计放好。

8. 协助患者穿好衣袖，安置舒适的位置休息。

9. 记录结果，采取分数式，即收缩压／舒张压（kPa）。

10. 注意事项

（1）测量血压前，询问患者有无高血压病史。

（2）检查血压计水银有无破损，是否保持在"0"处，橡胶管及气球有无漏气。

（3）袖带不宜过宽或过窄，成人一般10～12cm，小儿袖带宽度为上臂的1／3～1／2。过宽测得血压偏低，反之偏高。松紧度适宜，过紧测得血压偏低，反之偏高。

（4）测量血压时，血压计"0"位与肱动脉、心脏在同一水平，以防肢体过高，测得血压偏低。肢体过低，则测得血压偏高。

（5）发现血压听不清或异常时，应重测，行使水银柱降至"0"度再测。

（6）对偏瘫的患者，应在健侧肢体测量；对上肢有大面积烧伤、脉管炎、血管畸形等病变时，可测量下肢腘窝动脉处。

（7）测量血压时，应将血压计放平，充气不宜过猛，勿使汞柱超过玻璃管最高刻度。

（8）测量完毕，必须将袖带内气体排尽，将血压计向水银槽方向倾斜45°，使水银全部进入水银槽内，关闭水银槽开关。携带时应保持水平位置，勿震动，应定期检测。

11. 电子血压计的使用方法  应用电子血压计测量血压时，将袖带平整无折地缠于上臂中部，使传感器位于脉搏明显处，开启电源开关，指示灯亮，按下打气电钮，袖带内即自行充气，这时电表指针移动，待稳定时，二指针所指读数分别为收缩压和舒张压，然后记录；如患者须定时测量血压，则按下计时电钮（如每5分钟、15分钟、30分钟……测一次），到时血压计能自动显示出读数。

# 参考文献

1. 梁伍今. 儿科护理学［M］. 北京：人民卫生出版社，2013.

2. 李仲智. 儿外科疾患临床诊疗思维［M］. 北京：人民卫生出版社，2014.

3. 印爱珍. 儿童常见疾病护理常规［M］. 长沙：湖南人民出版社，2014.

4. 崔焱. 儿科护理学［M］. 北京：人民卫生出版社，2016.

5. 范玲. 儿童护理学［M］. 北京：人民卫生出版社，2016.

6. 邵肖梅，叶鸿瑁，丘小汕. 实用新生儿学［M］. 北京：人民卫生出版社，2016.

7. 王卫平. 儿科学［M］. 北京：人民卫生出版社，2017.